Anaesthesiology and Resuscitation
Anaesthesiologie und Wiederbelebung
Anesthésiologie et Réanimation

50

D1717757

Editores

Prof. Dr. R. Frey, Mainz · Dr. F. Kern, St. Gallen
Prof. Dr. O. Mayrhofer, Wien

Managing Editor: Priv.-Doz. Dr. M. Halmágyi, Mainz

Intensivtherapie beim

septischen Schock

Bericht über das Symposion
am 26. und 27. September 1969 in Mainz

Herausgegeben von

F. W. Ahnefeld und M. Halmágyi

Mit 24 Abbildungen

Springer-Verlag Berlin Heidelberg New York 1970

ISBN 3 – 540 – 05048 – 5   Springer-Verlag Berlin · Heidelberg · New York

ISBN 0 – 387 – 05048 – 5   Springer-Verlag New York · Heidelberg · Berlin

Vorwort

Eine disseminierte intravasale Gerinnungsstörung beherrscht die Spätphase des Endotoxinschocks. Dieses heimtückische Krankheitsbild wird in der überwiegenden Zahl der Fälle durch die Endotoxine der gramnegativen Bakterien eingeleitet. Heute noch beträgt die Letalität 70–80%. Die neuesten Erkenntnisse der Gerinnungsforschung und der Rheologie haben weitere Möglichkeiten einer rechtzeitigen Diagnose und erfolgversprechenden Therapie eröffnet. Diese Gründe drängten nach einer Aussprache zwischen Theoretikern und Klinikern, um die neuesten Erkenntnisse der Forschung in eine für die tägliche Praxis brauchbare Form umzusetzen.

Zu dem am 26./27. September 1969 von den Herren Professoren Dr. R. FREY und Dr. Dr. K. LANG in Mainz veranstalteten Symposion trafen sich Spezialisten mehrerer europäischer Länder und der USA zu einer Aussprache.

Nach Darlegung der heutigen theoretischen Erkenntnisse und der klinischen diagnostischen und therapeutischen Erfahrungen wurden die Möglichkeiten einer frühen Diagnose des Endotoxinschocks besprochen und wichtige Hinweise auf neue therapeutische Möglichkeiten gegeben.

Das vorliegende Buch soll allen interessierten Medizinern den Inhalt der Gespräche zugänglich machen, um für den klinischen Alltag eine Hilfe und für die Forschung weitere Anregungen zu geben.

Mainz, April 1970   Die Herausgeber

Inhaltsverzeichnis

Endotoxinschock (H. G. LASCH) 1

Pathogenese der humoralen Änderungen beim Endotoxinschock
(G. MÜLLER-BERGHAUS) 8

Pathologie des endotoxischen Schocks (U. BLEYL) 15

Darmtoxine im Schock (C. BURRI) 45

Der Endotoxinschock in der Gynäkologie (H. LUDWIG) 49

Der Endotoxinschock in der Chirgurie (F. ENDERLIN, A. LEUTENEG-
GER, C. BURRI und J. P. GIGON) 60

Die Intensivtherapie der akuten Elementargefährdung beim Endotoxinschock (F. W. AHNEFELD, R. DÖLP, M. HALMÁGYI und G. ARBENZ) 74

Zur Bedeutung des Proteolysestress und des Kallikrein-Kinin-Mechanis-
mus für die Pathophysiologie und Therapie des komplizierten Ileus
und der Peritonitis (M. NAGEL) 83

Zur Pathophysiologie beim septischen Schock (F. K. BELLER) . . . 86

Bacteraemic Shock (D. WILSON) 89

Septischer Schock in der Gynäkologie (L. BECK) 91

Round-table-Gespräch: Pathogenese und Therapie des septischen
Schocks 92

Summary 102

Verzeichnis der Referenten

AHNEFELD, F. W., Prof. Dr., Abteilung für Anaesthesiologie der Universität Ulm/Donau

ARBENZ, G., Dr., Institut für Anaesthesiologie der Universität Mainz

BECK, L., Priv.-Doz. Dr., Universitätsfrauenklinik Mainz

BELLER, F. K., Prof. M. D., Departement of Obstetrics and Gynecology, New York University Medical Center, 550 First Avenue, New York, N. Y. 10016 (USA)

BLEYL, Z., Priv.-Doz. Dr., Institut für Allgemeine Pathologie und pathologische Anatomie der Universität Heidelberg

BURRI, C., Dr., Chirurgische Universitätsklinik Basel (Schweiz)

DÖLP, R., Dr., Abteilung für Anaesthesiologie der Universität Ulm/Donau

ENDERLIN, F., Dr. Chirurgische Universitätsklinik Basel (Schweiz)

GIGON, J. P., Dr., Chirurgische Universitätsklinik Basel (Schweiz)

HALMÁGYI, M., Priv.-Doz. Dr., Institut für Anaesthesiologie der Universität Mainz

LASCH, H. G., Prof. Dr., Medizinische Kliniken und Polikliniken der Universität Gießen

LEUTENEGGER, A., Dr., Chirurgische Universitätsklinik Basel (Schweiz)

LUDWIG, H., Priv.-Doz. Dr., I. Frauenklinik und Hebammenschule der Universität München

LUTZ, H., Priv.-Doz. Dr., Abteilung für Anaesthesiologie am Klinikum Mannheim der Universität Heidelberg, Mannheim

MÜLLER-BERGHAUS, G., Dr., Medizinische Kliniken und Polikliniken der Universität Gießen

NAGEL, M., Priv.-Doz. Dr., Chirurgische Universitätsklinik Mainz

WILSON, D. S., Dr., Altnagelvin Hospital, Londonderry (Northern Ireland)

Endotoxinschock

Von **H. G. Lasch**

Aus den Medizinischen Kliniken und Polikliniken der Universität Gießen
(Direktoren: Prof. Dr. H. J. DENGLER und Prof. Dr. H. G. LASCH)

Während beim hypovolämischen Kreislaufversagen der Volumen-
mangel, beim kardiogenen Schock eine akute Herzinsuffizienz mit Absinken
des Herzzeitvolumens die ersten Störungen am Herz-Kreislaufsystem starten,
lösen beim septischen Schock primäre Störungen der Gefäßbahn jene Um-
stellung der Kreislauffunktion aus, die sich zum irreversiblen Schock hin
perpetuieren. Auch heute noch ist die Letalität des septischen Schocks in
der Klinik mit 70–80% extrem hoch. Kranke mit Lebercirrhose, Diabetes
mellitus und malignen Tumoren sind besonders gefährdet. Der Bakterien-
eintritt erfolgt in absteigender Reihenfolge vom Urogenitaltrakt, vom Ver-
dauungskanal und erst an dritter Stelle von der Haut aus. Das klinische
Bild unterscheidet sich, abgesehen von dem oft perakuten Verlauf, nicht
wesentlich von dem, das sich uns bei anderen Zuständen von akutem Kreislaufversagen bietet: Grau-blasse, gesprenkelte, kühle Haut, Tachykardie,
Tachypnoe. Im Gegensatz zu anderen Formen des Schocks wird das Geschehen oft mit Schüttelfrost und Fieber eingeleitet, und der Urinfluß bleibt
zunächst relativ hoch. Trotzdem steigt der Harnstoff an.

Einer kurzen Phase mit Leucopenie – wir haben kürzlich bei einem
Kollegen mit Aerobacter-Sepsis und Schock 1800 Leukocyten/mm³ gezählt
– folgen Leukocytose, Thrombopenie und nicht selten eine hämorrhagische
Diathese. Ansteigender Hämatokrit, metabolische Acidose, Anstieg des
Lactat-Pyruvatquotienten kennzeichnen den weiteren Verlauf. Eine nicht
zu beeinflussende Blutdruckerniedrigung deutet die Irreversibilität des
Geschehens an. Der Tod erfolgt an relativ plötzlichem akuten Herzver-
sagen.

In der Regel muß eine Infektion mit gramnegativen Bakterien an den
Anfang des Geschehens gestellt werden: Escherichia coli, Proteus, Aero-
bacter, Paraccolon bacilli, Pseudomonas aeruginosa sind der Häufigkeit
nach als Erreger zu nennen. Es kann kein Zweifel darüber bestehen, daß
der entscheidende Faktor die Endotoxine sind, die ein Bauelement der
Bakterienzellwand sind. Bei ihrem Untergang werden sie freigesetzt und
gelangen in die Blutbahn.

Es lag nahe, durch Gewinnung von Endotoxin aus Bacterienkulturen eine Substanz in die Hand zu bekommen und mit ihrer Hilfe im Tierversuch ein Modell herzustellen, das eine Annäherung an die Pathogenese des gefürchteten septischen Schocks in der Klinik zu bringen versprach. Alle Hoffnungen sind nicht erfüllt worden, da zwischen dem experimentellen Endotoxinschock und dem septischen Schock in der Klinik noch einige Unterschiede bestehen. Trotzdem hat der Endotoxinschock uns die Grundzüge im Ablauf des Kreislaufversagens bei der Sepsis aufzuzeigen vermocht.

Die chemische Analyse der Endotoxine und die damit mögliche Denaturierung und Abspaltung einzelner Gruppen haben noch keine Klarheit gebracht, welche Gruppe des Polysaccharid-Lipoid-Proteidkomplexes für die Toxicität verantwortlich ist. Überblickt man die Struktur, dann kann man sagen, daß das kleine Lipoid B für den toxischen Effekt unbedeutend ist. Die Vorstellung von WESTPHAL u. LÜDERITZ [1], daß das größere Lipoid A die toxophore Gruppe darstellt, verliert durch die Befunde von RIBI et al. [2] an Bedeutung, die bei weitgehender Entfernung der Fette aus dem Komplex unter 2% immer noch die volle Toxicität nachweisen konnten. Die von STETSON [3] vermutete Startreaktion im Sinne einer Antigen-Antikörperreaktion ist durch den Abfall des Komplements allein nicht zu belegen. NOVOTNYS [4] Versuche mit detoxifiziertem Endotoxin geben Hinweise, daß toxische Gruppe und Immunaktivität im Lipoproteid-Polysaccharidkomplex nicht identisch sind.

Tatsache ist, daß die intravenöse Injektion von Endotoxin im Tierversuch ein zweiphasiges Kreislaufgeschehen auslöst, dem die Tiere erliegen. Die wesentlichsten Ergebnisse wurden aus Untersuchungen beim Hund gewonnen: Minuten nach der Injektion beobachtet man Speichelfluß und Würgen der Tiere. Innerhalb der ersten halben Stunde werden die Hunde schlaff, apathisch; Erbrechen und blutige Durchfälle treten auf. Eine oft excessive Hypotension stellt sich ein. Die Tiere liegen in den eigenen Exkrementen, der Tod kommt 4–20 Std, dosisabhängig, nach der Injektion. Im Gegensatz zum septischen Schock in der Klinik beobachtet man selten Temperaturen. Leucopenie und später Leukocytose bis 80 000, Thrombocytenabfall, Hämatokritanstieg und schließlich Verbrauchscoagulopathie erinnern an das Bild des septischen Schocks in der Klinik. Das im wesentlichen gastrointestinale Bild beim Hund wird durch Besonderheiten seiner Splanchnicuszirkulation bedingt [5, 6].

Will man die Hämodynamik beim Endotoxinschock charakterisieren, dann muß man zunächst einen zweiphasigen Ablauf registrieren. Initial kommt es relativ plötzlich und dosisabhängig, etwa 20–30 min nach der Injektion, zu einem kurzdauernden Blutdruckabfall. Nach 5–15 min steigt der Druck wieder an und bleibt 60–90 min etwas unterhalb des Ausgangsniveaus. Dann fällt der Blutdruck wieder kontinuierlich ab, und die Tiere sterben im irreversiblen Schock.

Bei der weiteren Analyse der Kreislaufgrößen sollte man festhalten, daß die einzelnen Tierspecies sich hinsichtlich ihrer Schockorgane unterscheiden. Wie besprochen, prädisponieren die anatomischen Besonderheiten in der Splanchnicuszirkulation beim Hund zur besonderen Beteiligung des Gastrointestinaltraktes im weiteren Verlauf.

Der rapide Abfall des arteriellen Blutdrucks im großen Kreislauf während der Frühphase kommt infolge eines akut verminderten venösen Rückstroms zum linken Herzen mit konsekutivem Abfall des Herzzeitvolumens zustande. Ursache hierfür ist eine akute Widerstandserhöhung im Lungenkreislauf und im venösen Schenkel des großen Kreislaufs. Beim Hund imponieren Druckerhöhung und Stauung im Pfortadergebiet. Das Gewicht der Leber nimmt zu. Auch eine isoliert mit Endotoxin perfundierte Extremität wird schwerer [7]. Eine Umgehung der Lebersperre mit ausreichender Volumenzufuhr zum linken Herzen läßt den initialen Abfall des Blutdrucks im großen Kreislauf vermissen, ein Beweis, daß der Mangel an venösem Rückfluß und nicht eine endotoxische Herzinsuffizienz für den initialen Abfall des Herzminutenvolumens verantwortlich ist. Das „pooling" des Blutes in den Organen führt schon jetzt zum Flüssigkeitsaustritt aus den Gefäßen und zum Anstieg des Hämatokrits [5].

Verantwortlich für den Sperrmechanismus ist eine Constriction von Venolen und kleineren Venen. HINSHAW u. Mitarb. haben isolierte Venensegmente aus dem Mesenterialbereich des Hundes in vitro mit Blut durchströmt, das einem mit Endotoxin behandelten anderen Hundes entnommen war. Die excessive Constriction der Venen wurde deutlich. Mit Endotoxin allein ließ sich der gleiche Effekt nicht erzielen. Offensichtlich spielen Mediatoren, die durch Endotoxin ins Plasma freigesetzt wurden, die wesentliche Rolle. Histamin und Serotonin treten vermehrt im Blut auf, wie Messungen bei Hunden und Affen ergeben haben [8].

Hinweise auf die Bedeutung des Histamins für die Frühreaktion im Endotoxinschock sind: das Ausbleiben der Venensperre bei Vorbehandlung der Tiere mit Histaminliberatoren und die partielle Besserung durch Gaben von Antihistaminica. Die Infusion von Histamin in die Splanchnicuszirkulation führt ebenso zum „pooling" wie mit Histamin eine Constriction im venösen Strombereich der Lunge hergestellt werden kann. Dabei ist offenbar nicht nur die absolute Menge an freiem Histamin, sondern die größere Empfindlichkeit des Gefäßes für H-Substanzen, wie sie von URBASCHEK [9] nachgewiesen wurde, für den Effekt verantwortlich. Als Quelle für Histamin kommen zugrundegehende Thrombocyten, Leukocyten, Muskel- und Lungengewebe in Frage. Daß es die Plättchen – wie vielfach angenommen wird – nicht allein sind, geht aus den Untersuchungen von NEUHOF u. KAUFMANN [10] hervor. Er konnte zeigen, daß bei Kaninchen nach Endotoxin gleiche Initialreaktionen, wie pulmonale Hypertension und „pooling" in der Lunge, auftreten wie bei der Kontrollgruppe. Das spricht auch gegen

den allein mechanischen Effekt von corpusculären Thromben im Endstrom-
gebiet der Lunge im Rahmen der initialen Endotoxinreaktion.

Im Gegensatz zum Hund spielen bei der Katze, beim Kaninchen und
wohl auch beim Menschen die Constriction der Lungenvenen mit „pooling" und Lungenödem in der Frühphase des Endotoxinschocks eine wesentliche Rolle. Für die Bedeutung der Lunge liefern die Experimente von Heinrich u. Mentel [11] wichtige Beweise. Im EKG konnte er in der Frühphase des endotoxischen Schocks des Kaninchens Rhythmusstörungen beobachten, die zweifellos vom rechten Ventrikel ausgehen, als ventriculäre
Extrasystolen bis hin zur Parasystolie imponieren und durch Dehnung des
akut druckbelasteten rechten Ventrikels hervorgerufen werden. Sie sind
Ursache des selten zu beobachteten Todes in der akuten Frühphase im Endotoxinschock, immer aber Indikator und Beweis für den akuten Druckan-
stieg in der pulmonalen Strombahn. Sie ließen sich nicht nur durch Endotoxin, sondern genauso durch Histamin, Serotonin und Kinin produzieren,
ein weiterer Hinweis auf durch Endotoxin freigesetzte Mediatoren. Serotonin imitiert das „Frühbild" des endotoxischen Schocks in der Lunge mehr
als Histamin, bei dessen isolierter Anhäufung eher arterioventriculäre
Überleitungsstörungen gefunden werden.

Diese Frühphase des Endotoxinschocks entzieht sich beim Menschen
häufig der Registrierung. Initiale Lungenödeme, Atemnot im Rahmen eines
Schüttelfrostes, Cyanosen – durch Diffusions- und zirkulatorische Vertei-
lungsstörungen hervorgerufen – sind mögliche Hinweise auf eine primäre
Alteration in der pulmonalen Strombahn.

Der Großteil der Tiere überlebt im Experiment die Frühphase des
Endotoxinschocks. Das Abklingen der Histaminwirkung, der nun verstärkte
venöse Rückfluß zum linken Ventrikel und die Ausschüttung von Catecholaminen (Spink et al. [12]) mit peripherer Widerstandserhöhung im arteriellen
Schenkel lassen den arteriellen Mitteldruck wieder – wenn auch vorübergehend nur – ansteigen. Nach der Phase der Kompensation setzt ein erneu-
ter kontinuierlicher Abfall des Blutdrucks ein. Innerhalb von 6–20 Std
sterben die Tiere im Schock. Die Ursachen des Kreislaufversagens in der
Spätphase sind vielschichtig. Eine Sensibilisierung der Baroreceptoren im
Carotissinus durch Histamin und Serotonin mit einer Verstellung des Füh-
lers und Einregulierung auf ein niedrigeres Niveau (Trank u. Visscher
[13]) dürfte nicht allein anzuschuldigen sein. Die entscheidende Bedeutung
kommt Mikrozirkulationsstörungen in der gesamten peripheren Strombahn
zu. Offensichtlich führt Endotoxin direkt oder über bisher noch nicht auf-
geklärte plasmatische Reaktionsstoffe zum veränderten vasculären Tonus
(Siegel et al. [14]). Eine erheblich gesteigerte Empfindlichkeit gegenüber
Catecholaminen wurde nachgewiesen. Vasoconstriction und Bluteindickung
führen zur Stase, die capillarmikroskopisch beobachtet werden kann. Größere Capillargebiete werden vom Gewebsdruck geschlossen, der periphere

Fluß kommt in einzelnen Teilgebieten zum Erliegen. Ganz charakteristisch ist für den endotoxischen Schock das Aufgehen von arteriovenösen Kurzschlüssen mit mehr oder minder großem „Shunt-Volumen". Hier dürfte eine Erklärung für jene Formen des septischen Schocks liegen, die SIEGEL et al. [15] als „hyperdynam" bezeichnet hat und die zunächst mit einem sogar erhöhten Herzzeitvolumen einhergehen. In diesen Fällen ist die arteriovenöse Sauerstoffdifferenz kleiner.

Die zunächst via N. sympathicus (Catecholamine) ausgelösten Mikrozirkulationsstörungen werden durch Einbeziehung des Blutes mit seinen cellulären und plasmatischen Komponenten der Hämostase fixiert und verstärkt. Letztendlich ist die ungenügende Sauerstoffversorgung der Organe der limitierende Faktor. Hypoxie, Acidose und Mikrozirkulationsstörungen schließen sich im Circulus vitiosus.

Die direkte Messung der Sauerstoffaufnahme mußte die engste Korrelation zum pathogenetischen Mechanismus des Schocks bringen. NEUHOF u. GLASER [16] haben gezeigt, daß die Sauerstoffaufnahme schon zu einem Zeitpunkt abnimmt, wo andere Kreislaufgrößen (arterieller und venöser Druck, Herzfrequenz) noch nicht oder kaum verändert sind. So kann z. B. beim endotoxischen Schock der arterielle Blutdruck noch über die Norm erhöht sein, wenn bereits die Sauerstoffaufnahme auf 30–40% des Ausgangswertes abgesunken ist.

Beim experimentellen Endotoxinschock des Kaninchens wird die initiale Sauerstoffschuld während der Frühphase, die mit dem Abfall des Herzzeitvolumens zu korrelieren ist, bei Auflösung der Venensperre wieder ausgeglichen. Mit zunehmender Störung der Mikrozirkulation in der späteren Phase nimmt das bilanziert gemessene Sauerstoffdefizit wieder zu. Der Schock wird irreversibel. Veränderungen im System der Hämostase mit Verbrauchscoagulopathie, Thrombocytenabfall und Defibrinierung geht mit zunehmender Suaerstoffschuld einher. Selbstverständlich erlaubt die bilanzierte Messung keine Entscheidung über Ort und Organmanifestation der Hypoxie im Schock. Niere, Leber und schließlich auch das Herz bestimmen durch sekundäre Organrückwirkung den weiteren Verlauf. Der Anatom findet hier die typischen Symptome der gestörten Mikrozirkulation: „shock bodies", Fibrinthromben und Nekrosen. Beim Hund prädisponiert die Art seiner Splanchnicuszirkulation zur Mucosanekrose des Darms.

Der Herztod steht häufig am Ende des irreversiblen Schocks. Einige Diskrepanzen bestehen hinsichtlich der Rolle des Herzens beim endotoxischen Schock. Das Herz wird nicht primär, d. h. durch Endotoxin alteriert, sondern sekundär durch Catecholamine, Kinine, Drucksteigerung in der pulmonalen Strombahn, Hyperzirkulation, Abfall des Mitteldrucks und letztlich durch den gestörten Coronarfluß (Fibrinierung der Coronarperipherie). Das abfallende Herzzeitvolumen wird erst in der terminalen Phase des Endotoxinschocks Ausdruck der nachlassenden Herzmuskel-

kraft. Intravasculäre Gerinnung, Hypoxie, Acidose, konsekutive Unemp-
findlichkeit für inotrope Catecholamine mögen hier eine Rolle spielen.
Gleiches gilt für die Muskelzelle der Gefäßwand. Dem Kliniker ist bekannt,
daß auch zunehmende größere Catecholamindosen im Tropf ohne Wirkung
auf den Blutdruck bleiben. Crowell u. Smith [17] haben in der Sauerstoffschuld des Herzens den die Irreversibilität des Schocks bestimmenden
Faktor gesehen.

Aus diesen Ergebnissen läßt sich folgern, daß die Frühphase des endotoxischen Schocks durch primär hämodynamische Veränderungen bestimmt
wird. Thrombocytenaggregate und Gerinnungsveränderungen sind nicht
die Ursache der Widerstandserhöhung im kleinen Kreislauf. Heparin beeinflußt die Frühphase nicht; das gelingt mit Antihistaminica sehr viel besser [18].

Im Gegensatz zur Frühphase gewinnen Störungen der Hämostase in
der Mikrozirkulation im weiteren Verlauf mehr und mehr an Bedeutung.
Im Experiment läßt sich die Spätphase durch Dauerheparinisierung trotz
unverändert ablaufender Frühreaktion verhindern. Die Erfolge der Heparinprophylaxe des Schocks bei septischen Zuständen in der Geburtshilfe –
von Kuhn u. Graeff inauguriert – sind ein unübersehbares klinisches
Argument. Im hämorrhagischen Schock läßt sich ohne Volumen bei einfacher Heparinisierung die tödliche Grenze der Sauerstoffschuld um 30%
steigern (Neuhof [19]).

Mit prophylaktischen Maßnahmen kommt man bei eingetretenem
Schock zu spät. Hier muß neben bisher bekannten Maßnahmen (Volumen,
Pufferlösung, Beta-Receptorenstimulatoren, Aldosteron, Cortison) ein Versuch mit der fibrinolytischen Therapie gemacht werden. Es läßt sich zeigen,
daß die beim Kaninchen im endotoxischen Schock, welcher im Rahmen
eines Shwartzman-Phänomens auftrat, eine bereits eingetretene und zunehmende Sauerstoffschuld sich unter Streptokinase-Fibrinolysetherapie wieder zurückbildet. Die Kreislaufverhältnisse normalisieren sich, obwohl
bereits nachweisbar intravasculäre Gerinnungsprozesse stattgefunden hatten. Hier, in den Spätstadien des Schocks, bietet die Therapie mit der Lyse
Möglichkeiten, die in experimenteller und klinischer Forschung geklärt und
ausgebaut werden müssen.

Literatur

1. Westphal, O., Lüderitz, O.: Chemische Erforschung von Lipopoly-
   sacchariden gramnegativer Bakterien. Angew. Chemie **66**, 407 (1954).
2. Ribi, E., Haskins, W. T., Milner, K. C., Anacker, R. L., Ritter, D. B.,
   Good, G., Trepani, R., Landy, M.: Physico-chemical change in endotoxin
   associated with loss of biological potency. J. Bact. **84**, 803 (1962).
3. Stetson, C. A.: Endotoxins and bacterial allergy. In: Lawrence, H. S.:
   Cellular and Humoral Aspects of the Hypertensive States. New York:
   Hoeber, 1959, p. 442.

4. NOWOTNY, A.: Relation of chemical structure to pathologic activity of endotoxins. In: Mills, L. C., Moyer, J. H.: Shock and Hypotension. New York: Grune and Stratton, 1965, p. 425.

5. HINSHAW, L. B., GILBERT, R. P., KUIDA, H., VISSCHER, M. B.: Peripheral resistance changes and blood pooling after endotoxin in eviscerated dogs. Amer. J. Physiol. **195**, 631 (1958).

6. GILBERT, R. P.: Mechanism of the hemodynamic effects of endotoxin. Physiol. Rev. **40**, 245 (1960).

7. HINSHAW, L. B., VICK, J. A., JORDAN, M. M., WITTMERS, L. E.: Vascular changes associated with the development of irreversible endotoxin shock. Amer. J. Physiol. **202**, 103 (1962).

8. HINSHAW, L. B., JORDAN, M. M., VICK, J. A.: Histamine release and endotoxin shock in the primate. J. clin. Invest. **40**, 1631 (1961).

9. URBASCHEK, B., VERSTEYL, R.: Increase of the effect of histamine by E. coli endotoxin on the smooth muscle. Nature **207**, 763 (1965).

10. NEUHOF, H., KAUFMANN, G.: Kreislaufveränderungen bei thrombozytenarmen Kaninchen nach Endotoxin- und Histaminverabreichung. Verh. dtsch. Ges. Kreisl.-Forsch. **34**, 218 (1968).

11. HEINRICH, F., MENTEL, I.: Endotoxineinwirkungen auf das Elektrokardiogramm des Kaninchens. Klin. Wschr. **46**, 671 (1968).

12. SPINK, W. W., REDDIN, J., ZAK, S. J., PETERSON, M., STARZECKI, B., SELJESKOG, E.: Correlation of plasma catecholamine levels with hemodynamic changes in canine endotoxin shock. J. clin. Invest. **45**, 78 (1966).

13. TRANK, J. W., VISSCHER, M. B.: Carotid sinus baroceptor modifications associated with endotoxin. Amer. J. Physiol. **202**, 971 (1962).

14. SIEGEL, J. H., GREENSPAN, M., COHN, J. D., DEL GUERCIO, L. R. M.: A bedside computer and physiologic nomograms. Arch. Surg. **97**, 480 (1968).

15. SIEGEL, J. H., GREENSPAN, M., DEL GUERCIO, L. R. M.: Abnormal vascular tone, defective oxygen transport, and myocardial failure in human septic shock. Ann. Surg. **165**, 504 (1967).

16. NEUHOF, H., GLASER, E.: Die Sauerstoffaufnahme des Gesamtorganismus im Schock bei Tier und Mensch. Verh. dtsch. Ges. inn. Med. **75**, 383 (1969).

17. CROWELL, J. W., SMITH, E. E.: Oxygen deficit and irreversible hemorrhagic shock. Amer. J. Physiol. **206**, 313 (1964).

18. NEUHOF, H., GLASER, E., HEY, D., LASCH, H. G.: Pathophysiologic mechanism in endotoxin shock and its therapeutic approaches. Internat. Sympos. Biochem. Pharmacol. Shock. Como, Italy (1969), im Druck.

19. NEUHOF, H.: Die Sauerstoffaufnahme des Organismus im hämorrhagischen Schock in Beziehung zu Veränderungen der Hämodynamik und Hämostase. Habil.-Schrift, Gießen 1970.

Pathogenese der humoralen Änderungen beim Endotoxinschock *

Von **G. Müller-Berghaus**

Aus den Medizinischen Kliniken und Polikliniken der Universität Gießen
(Direktoren: Prof. Dr. H. J. Dengler und Prof. Dr. H. G. Lasch)

In der Frühphase des Endotoxinschocks, im Tierexperiment also in den ersten 15–30 min, dominieren hämodynamische Veränderungen sowie Herzrhythmusstörungen [1–4]. In der Spätphase des Endotoxinschocks gewinnen dann Veränderungen der Hämostase und des Stoffwechsels stärker an Bedeutung und sind entscheidend für den Ausgang des Schocks [5–10]. Sicherlich müssen zum Verständnis der Pathogenese die Veränderungen der Hämodynamik, der Hämostase und des Stoffwechsels als ein komplexes Geschehen aufgefaßt werden, das durch Zusammenspiel und gegenseitige Beeinflussung dieser Faktoren zum Tragen kommt [11].

Zahlreiche Befunde weisen auf die Bedeutung eines intravasalen Gerinnungsprozesses im Sinne einer Verbrauchscoagulopathie für die Spätphase und damit die Irreversibilität des Endotoxinschocks hin. So zeigten Neuhof u. Mitarb., daß die Irreversibilität des Endotoxinschocks von der Sauerstoffschuld abhängt, die der Organismus in der Spätphase eingeht [8]. Die tödliche Sauerstoffschuld kann durch Hemmung der Blutgerinnung durch Heparin oder durch Fibrinolysetherapie verhindert werden. Nach Untersuchungen von Neuhof überleben Tiere, denen eine letale Endotoxindosis verabreicht wurde, die Spätphase des Schocks, wenn sie heparinisiert werden [8]. Jedoch kann Heparinisierung den Tod in der Frühphase nicht verhindern.

Die Erkenntnis, daß das Blutgerinnungssystem eine Rolle in der Pathogenese des Endotoxinschocks spielt, läßt nach dem Auslösungsmechanismus der intravasalen Gerinnung fragen. Bereits 15 sec nach intravenöser Endotoxininjektion beobachtet man im Tierexperiment einen Abfall der Thrombocyten- und Leukocytenzahl [12, 13], der unabhängig von Veränderungen im Gerinnungssystem eintritt und nicht durch Heparin zu beeinflussen ist. Diese Zellen, die man als vorgeschaltetes schwimmendes RES auffassen kann und die das verabreichte Endotoxin zu phagocytieren

---

* Mit Unterstützung der Deutschen Forschungsgemeinschaft, Bad Godesberg.

versuchen, aggregieren bei dieser aktiven Zelleistung und werden zunächst in den Lungencapillaren als Aggregate wiedergefunden [14]. Im weiteren Verlauf des Experiments wird das Endotoxin im stationären RES wie Leber und Milz inaktiviert [15, 16]. In der Lunge werden aus den Blutplättchen gerinnungsaktive Substanzen wie ADP, Serotonin und Plättchenfaktor 3 sowie Plättchenfaktor 4, aus den Leukocyten thromboplastische Substanzen und proteolytische Enzyme der spezifischen Granula freigesetzt [17–22]. Inwieweit diese Freisetzungsreaktion einen Effekt auf das Endothel hat, ist noch nicht bekannt. Sicher ist die Freisetzungsreaktion der Thrombocyten und Leukocyten z. T. für eine Aktivierung des Gerinnungssystems verantwortlich, da gemäß in vitro-Versuchen die gerinnungsfördernde Eigenschaft von Plättchenfaktor 3, ADP bzw. von Leukocytenhomogenaten außer Zweifel steht. Ob unter in vivo-Bedingungen die Freisetzungsreaktion einen intravasalen Gerinnungsprozeß starten kann, muß vorläufig noch offen bleiben, da sowohl die Infusion von Leukocyten- oder Thrombocytenhomogenaten als auch von gereinigtem Plättchenfaktor 3 zu keiner intravasalen Gerinnung führt [23, 24].

Eine weitere Möglichkeit, wie das Gerinnungssystem gestartet werden könnte, stellte die Aktivierung des Hageman-Faktors dar. McKay u. Mitarb. konnten zeigen, daß durch Aktivierung des Hageman-Faktors in vivo eine intravasale Gerinnung auszulösen ist [25]. Es scheint aber zweifelhaft, ob die Aktivierung des Hageman-Faktors den entscheidenden Trigger des Gerinnungssystems nach Endotoxininjektion darstellt, da zwar ein Aktivitätsabfall des Hageman-Faktors nach Endotoxininjektion beobachtet wird, aber dieser durch Cumarinvorbehandlung verhindert werden kann [26]. Demnach muß geschlossen werden, daß der Verbrauch von Hageman-Faktor im Rahmen eines intravasalen Gerinnungsprozesses ein sekundäres Geschehen ist.

Neuere Untersuchungen von Urbaschek [27] sowie McGrath u. Stewart [28] weisen darauf hin, daß Endotoxin neben seiner Wirkung auf Plättchen und Leukocyten bereits in der Frühphase des Endotoxinschocks stärkere Veränderungen an den Endothelien auslöst. Bereits 1 Std nach Endotoxininjektion wurden Zellkernvacuolisation und Zellkernuntergang bei einer großen Anzahl der Endothelzellen beobachtet. Im in vitro-Test fanden wir nach Endotoxininjektion eine vermehrte Gerinnungsaktivität der Kaninchenaorta [29]. Im weiteren Verlauf des Experimentes scheint die Aorta an gerinnungsfördernder Aktivität zu verlieren oder eher eine gerinnungshemmende Eigenschaft zu entfalten. Für die Beteiligung der Endothelzellen am Auslösungsmechanismus der intravasalen Gerinnung sprechen weiterhin Befunde von Bouvier [30], der bereits wenige Minuten nach Endotoxininjektion Endothelzellen im strömenden Blut nachweisen konnte. Faßt man die Befunde zusammen, so muß heute der Auslösungsmechanismus der intravasalen Gerinnung nach Endotoxininjektion als noch nicht völlig geklärt betrachtet werden. Ein komplexes Geschehen aus Endothelschädigung sowie Plättchen- und Leukocytenaggregation könnte für die Auslösung des intravasalen Gerinnungsprozesses verantwortlich sein.

Neben den Veränderungen im Gerinnungssystem im Sinne einer Verbrauchscoagulopathie kommt es nach Einschwemmung von Endotoxin zur Stoffwechselacceleration [31]. Folge einer Katecholaminfreisetzung sind gesteigerte Glykogenolyse und Hyperglykämie [32]. Bei vermindertem Sauerstoffangebot in der Peripherie fällt Milchsäure in erheblichem Maße an [33]. Erhöhte Lactat- und Pyruvatwerte sind hauptsächlich für die Acidose verantwortlich zu machen [34].

Ähnliche Veränderungen wie beim Kohlenhydratstoffwechsel sind für den Fettstoffwechsel beschrieben worden. Unmittelbar nach Endotoxininjektion läßt sich ein Anstieg der freien Fettsäuren feststellen. Nach einer Latenzzeit von mehreren Stunden steigen ebenfalls veresterte Fettsäuren, Triglyceride, Phosphatide, Cholesterin und β-Lipoproteide an [31]. Am ausgeprägtesten ist nach den Untersuchungen von Huth die Vermehrung der Neutralfette, die die Ausgangswerte um das 5–10fache übersteigen können. Durch Vorbehandlung der Tiere mit Reserpin konnten Huth u. Karliczek den Anstieg der freien Fettsäuren ebenso wie die Hyperlipämie vollkommen unterdrücken [35]. Demnach liegt der Fettsäuremobilisation und nachfolgenden Neutralfettvermehrung eine Aktivierung des Symphaticus und des Nebennierenmarkes zugrunde. Nach Catecholamininfusion beobachteten Carlson u. Mitarb. ähnliche Fettstoffwechselveränderungen [36]. Interessanterweise wurde nach Hemmung der Fettsäuremobilisation durch Reserpin auch eine verminderte Gerinnungsstörung im Sinne einer Verbrauchscoagulopathie beobachtet, womit ein Hinweis gegeben ist, daß eine Verknüpfung von Fettstoffwechsel und Gerinnung besteht.

Ganz excessive Änderungen im Fettstoffwechsel konnten wir beim Endotoxinschock der trächtigen Ratte beobachten. Dieser unterscheidet sich von dem der nicht trächtigen Ratte dadurch, daß trächtige Tiere nach einmaliger Endotoxininjektion ein Sanarelli-Shwartzman-Phänomen mit Fibrinablagerungen in den Glomerulumcapillaren der Niere entwickeln können [37]. Bei trächtigen Tieren sind die freien Fettsäuren und die Triglyceride durchschnittlich doppelt so hoch wie bei nicht trächtigen Ratten. Vier Stunden nach Endotoxininjektion stiegen in unseren Versuchen die freien Fettsäuren bei trächtigen Tieren, die kein Sanarelli-Shwartzman-Phänomen entwickelten, auf 1546 μ Aeq/l, während bei Tieren mit einem Sanarelli-Shwartzman-Phänomen die freien Fettsäuren Werte um 2053 μ Aeq/l aufwiesen (unveröffentlichte Ergebnisse von Huth). Es ist bekannt, daß durch Blockade der Alpha-Rezeptoren des adrenergen Systems, so z. B. durch Dibenzyline und Dibenamine, die Fettmobilisation vermindert werden kann. Wir verhinderten durch diese Substanzen das Auftreten des

Sanarelli-Shwartzman-Phänomens der trächtigen Ratte und auch den Tod der Tiere [38].

Der Effekt des Dibenzyline in dem angeführten Experiment kann aber auch noch anders gedeutet werden. Bekanntlich sind Lokalisationsfaktoren dafür verantwortlich, wo sich ein disseminierter intravasaler Gerinnungsprozeß abspielt. Wir zeigten, daß Catecholamine Fibrinpräzipitation in die Niere verlagern [25], während MARGARETTEN u. Mitarb. Befunde vorlegten, die dem ACTH eine Rolle für die Lokalisation von Fibrin in die Nebenniere zuschreiben [39].

Neben Lokalisationsphänomenen scheint es noch von weiteren Zusatzmechanismen abzuhängen, ob eine Verbrauchscoagulopathie ein Schockgeschehen perpetuiert. Solange der Organismus durch seine physiologischen Reglermechanismen die intravasale Gerinnung in Grenzen halten kann, bleibt der Schock reversibel. So wird in der Regel ein intravasaler Gerinnungsprozeß von einer Fibrinolyse begleitet oder auch gefolgt: d. h. durch die Gerinnung anfallendes Fibrin wird wieder lysiert. Wird aber das fibrinolytische System durch Fibrinolysehemmer wie Epsilon-Aminocapronsäure gehemmt, so kommt es zur massiven Fibrinpräzipitation. LEE [40] wie auch BELLER [41] beschrieben das Vollbild eines Sanarelli-Shwartzman-Phänomens mit glomerulären Fibrinpräzipitaten in der Niere nach einmaliger Endotoxininjektion und nachfolgender Infusion von Antifibrinolytika. Endotoxin selbst kann nach den Untersuchungen von LIPINSKI u. Mitarb. [20] das fibrinolytische System z. T. hemmen. Gemäß den von GRAEFF u. Mitarb. [42] erarbeiteten Befunden kann durch Infusion von Endotoxin, was einer kontinuierlichen Einschwemmung von Endotoxin beim Patienten am nächsten kommt, das fibrinolytische System so weit erschöpft werden, daß es auch hierbei zur Ausbildung von Fibrinpräzipitaten in der Niere kommt.

Eine physiologische Verminderung der fibrinolytischen Aktivität scheint nach den Untersuchungen von MARGARETTEN u. Mitarb. [43] in der Schwangerschaft vorzuliegen. Dies erklärt, warum kleinere Endotoxindosen beim trächtigen Tier schon zum Tode führen, und warum gerade bei Schwangeren das Sanarelli-Shwartzman-Phänomen gehäuft beobachtet wird.

Wird im Tierversuch, aber auch beim Patienten im Endotoxinschock, eine frühzeitige fibrinolytische Therapie eingeleitet, so können die durch Fibrinolysehemmung persistierenden Gerinnsel wieder beseitigt werden [44, 45]. Hierbei handelt es sich nicht nur um Beseitigung von mikroskopisch sichtbaren Fibringerinnsel, sondern auch um Lyse von Fibrinfäden und mikroskopisch unsichtbaren Fibrinmonomeren, die die Mikrozirkulation und das Ansprechen der Rezeptoren auf Catecholamine beeinträchtigen. LASCH u. Mitarb. [7, 46] konnten zeigen, daß nach Fibrinolysebehandlung im Schock, sowohl beim Tier als auch beim Patienten, die Arterenoldosis, als Indikator der Gefäßfunktion verstanden, erheblich reduziert werden kann.

Meine sehr verehrten Damen und Herren, die Störungen der Mikrozirkulation im Endotoxinschock werden durch die Wechselwirkung von Gefäßwand und Gefäßinhalt bestimmt. Damit hängt die Irreversibilität des Schocks wesentlich von Ausmaß der Gerinnungsstörung und der Stoffwechselveränderung ab.

Literatur

1. CHIEN, S., CHANG, C., DELLENBACK, R. J., USAMI, S., GREGERSEN, M. I.: Hemodynamic changes in endotoxin shock. Amer. J. Physiol. **210**, 1401 (1966).
2. GILBERT, R. P.: Endotoxin shock in the primate. Proc. Soc. exp. Biol. (N.Y.) **111**, 328 (1962).
3. HINSHAW, L. B., JORDAN, M. M., VICK, J. A.: Histamine release and endotoxin shock in the primate. J. clin. Invest. **40**, 1631 (1961).
4. HEINRICH, F., MENTEL, I.: Endotoxineinwirkungen auf das Elektrokardiogramm des Kaninchens. Klin. Wschr. **46**, 671 (1968).
5. MARTIN, D. S., CASSISI, N. J., PICKENS, J. L.: Endotoxin shock: a collective review. Rev. Surg. **22**, 311 (1965).
6. WAISBREN, B. A.: Gram-negative shock and endotoxin shock. Amer. J. Med. **36**, 819 (1964).
7. LASCH, H. G., HEENE, D. L., HUTH, K., SANDRITTER, W.: Pathophysiology, clinical manifestations and therapy of consumption-coagulopathy („Verbrauchskoagulopathie"). Amer. J. Cardiol. **20**, 381 (1967).
8. NEUHOF, H., HUTH, K., LASCH, H. G.: Zur Klinik des Endotoxinschocks. Z. prakt. Anästh. Wiederbeleb. **4**, 78 (1969).
9. McKAY, D. G.: Disseminated Intravascular Coagulation. An Intermediary Mechanism of Disease. New York: Hoeber 1964, pp. 335.
10. LASCH, H. G.: Blutgerinnung im Schock. Abhdlg. VIIth Internat. Congr. Intern. Med. Stuttgart: Thieme 1963, Vol. I, pp. 447.
11. LASCH, H.-G.: Zur Pathophysiologie des Endotoxinschocks. In: J. Zander: Septischer Abort und bakterieller Schock. Berlin-Heidelberg-New York: Springer 1968, pp. 29.
12. DAVIS, R. B., MEEKER, W. R., McQUARRIE, D. G.: Immediate effects of intravenous endotoxin on serotonin concentrations and blood platelets. Circulat. Res. **8**, 234 (1960).
13. McKAY, D. G., SHAPIRO, S. S.: Alterations in the blood coagulation system induced by bacterial endotoxin. I. In vivo (generalized Shwartzman reaction). J. exp. Med. **107**, 353 (1958).
14. —, MARGARETTEN, W., CSAVOSSY, I.: An electron microscope study of the effects of bacterial endotoxin on the blood-vascular system. Lab. Invest. **15**, 1815 (1966).
15. FARRAR, W. E., CORWIN, L. M.: The essential role of the liver in detoxification of endotoxin. Ann. N.Y. Acad. Sci. **133**, 668 (1966).
16. RUTENBURG, S., RUTENBURG, A., SMITH, E., FINE, J.: Detoxification of endotoxin by spleen. Ann. N.Y. Acad. Sci. **133**, 663 (1966).
17. WEBER, E., MALESSA, S., LASCH, H.-G.: Veränderungen der freien Thrombocytennucleotide beim generalisierten Sanarelli-Shwartzman-Phänomen. Thrombos. Diathes. haemorrh. (Stuttg.) **9**, 304 (1963).

18. Horowitz, H. I., Des Prez, R. M., Hook, E. W.: Effects of bacterial endotoxin on rabbit platelets. II. Enhancement of platelet factor 3 activity in vitro and in vivo. J. exp. Med. **116**, 619 (1962).

19. — The effect of bacterial endotoxins on blood coagulation. Hémostase **4**, 43 (1964).

20. Lipinski, B., Worowski, K., Jeljaszewicz, J., Niewiarowski, S., Rejniak, L.: Participation of soluble fibrin monomer complexes and platelet factor 4 in the generalized Shwartzman reaction. Thrombos. Diathes. haemorrh. (Stuttg.) **20**, 285 (1968).

21. Hawiger, J., Collins, R. D., Horn, R. G.: Precipitation of soluble fibrin monomer complexes by lysosomal protein fraction of polymorphonuclear leukocytes. Proc. Soc. exp. Biol. (N.Y.) **131**, 349 (1969).

22. Horn, R. G., Collins, R. D.: Studies on the pathogenesis of the generalized Shwartzman reaction. The role of granulocytes. Lab. Invest. **18**, 101 (1968).

23. Müller-Berghaus, G., Goldfinger, D., Margaretten, W., McKay, D. G.: Platelet factor 3 and the generalized Shwartzman reaction. Thrombos. Diathes. haemorrh. **18**, (Stuttg.) 726 (1967).

24. McKay, D. G., Margaretten, W., Phillips, L. L.: The role of the leukocyte in the generalized Shwartzman reaction. Lab. Invest. **16**, 511 (1967).

25. —, Müller-Berghaus, G., Cruse, V.: Activation of Hageman factor by ellagic acid and the generalized Shwartzman reaction. Amer. J. Path. **54**, 393 (1969).

26. Müller-Berghaus, G., Schneberger, R.: Consumption of Hageman Factor in the generalized Shwartzman reaction. In Vorbereitung.

27. Urbaschek, B.: Zur Frage des Wirkungsmechanismus bakterieller Endotoxine und seiner Beeinflussung. Habil.-Schrift, Heidelberg 1967.

28. McGrath, J. M., Stewart, G. J.: The effects of endotoxin on vascular endothelium. J. exp. Med. **129**, 833 (1969).

29. Müller-Berghaus, G., Lasch, H.-G.: Untersuchungen über Beziehungen zwischen Gefäß- und Gerinnungsfaktoren beim Sanarelli-Shwartzman-Phänomen. Thrombos. Diathes. haemorrh. (Stuttg.) **9**, 335 (1963).

30. Bouvier, C. A.: Diskussionsbeitrag auf der 13. Tag. Arbeitsgemeinsch. Blutger. Deidesheim, 1969.

31. Huth, K.: Über das Verhalten der Serumlipide bei der experimentellen Verbrauchskoagulopathie. Habil.-Schrift, Gießen 1967.

32. Kun, E., Miller, C. P.: Effect of bacterial endotoxins on carbohydrate metabolism of rabbits. Proc. Soc. exp. Biol. (N.Y.) **67**, 221 (1948).

33. Göing, H., Kaiser, P.: Aufbau und Wirkungsweise bakterieller Endotoxine. Ergebn. Mikrobiol. **39**, 243 (1966).

34. Shoemaker, W. C.: Shock. Chemistry, Physiology and Therapy. Springfield (Ill.) USA: Thomas.

35. Huth, K., Karliczek, G.: Die Endotoxin-induzierte Hyperlipämie des Kaninchens. Verhdlg. 24. Tag. Dtsch. Ges. Verdauungs- und Stoffwechselkr., Hamburg, 1967. Stuttgart: Thieme 1968, pp. 372.

36. Carlson, L. A., Boberg, J., Höstedt, B.: Some physiological and clinical implications of lipid mobilisation from adipose tissue. Handbook of Physiology 1965, Sect. 5 "Adipose tissue". Ed.: A. E. Renold, G. F. Cahill, Chapt. **63**, 625.

37. Wong, T.-C.: A study on the generalized Shwartzman reaction in pregnant rats induced by bacterial endotoxin. Amer. J. Obstet. Gynec. **84**, 786 (1962)

38. Müller-Berghaus, G., McKay, D. G.: Prevention of the generalized Shwartzman reaction in pregnant rats by α-adrenergic blocking agents. Lab. Invest. **17**, 276 (1967).

39. Margaretten, W., Elting, J., Rothenberg, J., McKay, D. G.: Experimental adrenal hemorrhage in the generalized Shwartzman reaction. Lab. Invest. 14, 687 (1965).
40. Lee, L.: Reticuloendothelial clearance of circulating fibrin in the pathogenesis of the generalized Shwartzman reaction. J. exp. Med. 115, 1065 (1962).
41. Beller, F. K.: Endotoxin effects related to disseminated intravascular coagulation. 17th Annual Symp. on Blood. Detroit, 1969.
42. Graeff, H., Mitchell, P. S., Beller, F. K.: Fibrinolytic enzyme system of the kidney related to renal function after infusion of endotoxin in rabbits. Lab. Invest. 19, 169 (1968).
43. Margaretten, W., Zunker, H. O., McKay, D. G.: Production of the generalized Shwartzman reaction in pregnant rats by intravenous infusion of thombin. Lab. Invest. 13, 552 (1964).
44. Condie, R. M., Hong, C. Y., Good, R. A.: Reversal of the lesions of the generalized Shwartzman phenomenon by treatment of rabbits with streptokinase. J. Lab. clin. Med. 50, 803 (1957).
45. Lasch, H.-G., Rodríguez-Erdmann, F., Westenhöfer, D.: Der Einfluß der Fibrinolyse auf den Verlauf des Sanarelli-Shwartzman-Phänomens. Proc. 8th Congr. Europ. Soc. Haemat., Wien 1961, p. 469.
46. Lasch, H.-G., Mechelke, K., Nusser, E., Daoud, F.: Der Einfluß der Fibrinolyse auf den Verlauf des hämorrhagischen Schocks. Klin. Wschr. 39, 1137 (1961).

Pathologie des endotoxischen Schocks

Von U. Bleyl

Aus dem Institut für Allgemeine Pathologie und pathologische Anatomie
der Universität Heidelberg (Direktor: Prof. Dr. W. Doerr)

Eine pathognomonische Pathomorphologie des Endotoxinschocks sensu stricto gibt es nicht. Pathomorphologie des endotoxischen Schocks ist letztlich nichts anderes als Pathomorphologie des Schocks schlechthin, des infektiös-toxischen Schocks im besonderen. Will man die Pathomorphologie des Endotoxinschocks dennoch gegenüber der anderer Schockformen abtrennen, so muß der Bedeutung des Endotoxins für die Freisetzung biogener Amine einerseits, der Bedeutung des Endotoxins für Störungen der Hämostase andererseits, besonderes Augenmerk gelten. Zwar sind Freisetzung biogener Amine und Störungen der Hämostase in mehr oder weniger ausgeprägter Intensität allen Schockformen gemein (HARDAWAY 1966; LASCH et al. 1967), sie treten aber in den verschiedenen Phasen des endotoxischen Schocks quantitativ unvergleichlich stärker in den Vordergrund als bei allen anderen Schockformen.

Die Pathomorphologie des endotoxischen Schocks ist charakterisiert

1. durch den Einfluß des Endotoxins auf die terminale Strombahn und ihre peripheren Regulationsmechanismen, auf den Gesamtkreislauf und den ihm nachgeschalteten Gesamt- und Organstoffwechsel,

2. durch den Einfluß des Endotoxins auf das System der Blutgerinnung und die dadurch initiierten Störungen in Mikrozirkulation und Gesamtkreislauf,

3. durch den Einfluß des Endotoxins auf das System der intracellulären, insbesondere aber der extracellulären, d. h. der humoralen Proteo- und Fibrinolyse.

Der endotoxische Schock läßt sich definieren als eine Zirkulationsstörung der terminalen Strombahn, induziert durch einen Polysaccharid-Lipoid-Protein-Komplex der Zellmembran *gramnegativer* Bakterien, insbesondere der Colibakterien. Daneben können auch Keime der Proteus-, Enterokokken-, Pseudomonas- und Klebsiellen-Gruppen zum Bild des endotoxischen Schocks führen (Übersicht bei GÖING u. KAISER 1966; BELLER 1968). Durch *grampositive* Streptokokken, Staphylokokken und Clostridium perfringens ausgelöste bakterielle Schockformen scheinen dagegen klinisch einen abweichenden Verlauf zu nehmen (Beller 1968; Kwaan u. Weil 1969).

Die im Gefolge der Kontamination mit dem Endotoxin derartiger Erreger auftretenden Zirkulationsstörungen stellen sich im Tierexperiment, aber auch beim Menschen – hier allerdings mit charakteristischen Besonderheiten – als ein mehrphasiger Prozeß dar, dessen *erste Phase* dosisabhängig durch einen akuten, kurzfristigen, selten 15 min überdauernden Blutdruckabfall unmittelbar im Anschluß an eine massive Endotoxineinschwemmung in die Zirkulation gekennzeichnet ist. Frühsymptom dieser Endotoxineinschwemmung oder -freisetzung aus in der Blutbahn kreisenden gramnegativen Erregern ist beim Menschen nicht selten ein plötzlich auftretender Schüttelfrost. Ursache des rapiden Druckabfalls im arteriellen System ist ein akut verminderter venöser Rückstrom zum linken Herzen mit reaktivem Abfall des Herzzeitvolumens infolge akuter Widerstandserhöhung im Lungenkreislauf. Tachypnoe und Tachykardie sind neben dem Abfall des arteriellen Drucks und Schüttelfrost einigermaßen konstante klinische Parameter dieses Initialstadiums. Bereits in dieser Frühphase des endotoxischen Schocks kann es – insbesondere nach experimenteller Applikation hoher Endotoxin-Dosen – im Gefolge des arteriellen Blutdruckabfalles und einer Vasoconstriction der Vasa afferentia der Niere transitorisch zu Oligurie und Anurie der Nieren kommen. Daneben imponieren im Tierexperiment, aber auch beim Menschen ein Anstieg des Venendrucks, ein Hämatokritanstieg und ein Abfall des peripheren Widerstandes (Hinshaw et al. 1962). Mediatoren dieser Frühphase des endotoxischen Schocks sind vornehmlich *Histamin, Serotonin* und eine *Reihe anderer biogener Amine* (Weil et al. 1956; Lee 1957; Gilbert et al. 1958; Kuida et al. 1958; Haddy 1960; Hinshaw et al. 1960, 1961; Davis et al. 1961). Als unmittelbarer Angriffspunkt der Mediatoren müssen beim Kaninchen als dem klassischen Endotoxinschock-Versuchstier insbesondere die der terminalen Lungenstrombahn nachgeschalteten pulmonalen Venen und Venolen gelten, deren Contraction nach Freisetzung von Histamin überdies um ein Vielfaches gesteigert wird (Urbascheck et al. 1966). Pathomorphologisches Korrelat der Frühphase des endotoxischen Schocks ist eine maximale Constriction dieser Pulmonalvenen und -venolen. Die dadurch initiierte Blutstauung im vorgeschalteten Capillargebiet der Lungenstrombahn bedingt eine u. U. exzessive Anschoppung der Lungen mit Cyanose und vereinzelten, in der Regel scharf umschriebenen Blutungen. Zur causa proxima mortis wird in dieser Frühphase des endotoxischen Schocks in der weit überwiegenden Mehrzahl der Fälle das akute Rechtsherzversagen; die charakteristische Pathomorphologie des Todes in der Frühphase des endotoxischen Schocks wird mithin von mehr oder weniger uncharakteristischen pathomorphologischen Symptomen des akuten Rechtsherzversagens wesentlich mitbestimmt.

Nicht bei allen *Tierspecies* kommt es zur Realisation der Frühphase des endotoxischen Schocks im Bereich der pulmonalen Strombahn. Bevorzugtes Schockorgan des Hundes ist der Darm, die Freisetzung von Histamin und anderen biogenen Aminen führt beim Hund bevorzugt zu einer Constriction intrahepatischer Lebervenen; intestinale Kongestion, maximale Exsudation ins Gewebe und in das Darmlumen mit konsekutivem Hämatokritanstieg und herdförmige Blutungen im Bereich der Darmserosa charakterisieren die pathoanatomischen Veränderungen in der Frühphase des endotoxischen Schocks des Hundes (WEIL et al. 1956; KUIDA et al. 1961; HINSHAW et al. 1958, 1961, 1962).

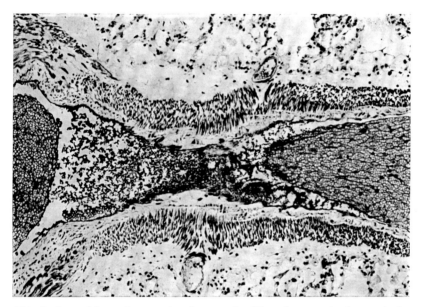

Abb. 1. Ausgedehnte Aggregation intravasaler Thrombocyten in der teminalen Strombahn der Lunge des Kaninchens. Endotoxischer Schock. Sanarelli-Shwartzman-Phänomen nach zweimaliger Endotoxin-Injektion. Alkohol-Fixierung, Masson-Goldners Trichrom-Färbung, Mikrophotogramm 1 : 120

Bereits in dieser Phase kann die Vasoconstriction im Bereich der pulmonalen Strombahn überlagert sein von Mikrozirkulationsstörungen in der peripheren Strombahn. Häufigstes morphologisches Korrelat dieser Mikrozirkulationsstörungen sind zunächst nur Thrombocytenaggregate in der Lungenstrombahn (Abb. 1) mit nachfolgender Thrombocytopenie. Über den unmittelbaren Angriffspunkt des Endotoxins an den Thrombocyten und das Auslösungsprinzip einer reversiblen oder irreversiblen Thrombocytenaggregation besteht bislang keine einhellige Ansicht. Vasoconstriction

und Mikrozirkulationsstörungen mit Thrombocytopenie sind – das bleibt
festzuhalten – keinesfalls als *spezifisches* morphologisches Äquivalent der
Frühphase des endotoxischen Schocks zu werten, wesentliche pathogenetische Teilschritte dieser Phase lassen sich vielmehr experimentell durch
Infusion von Histamin reproduzieren. Histamin-Liberatoren vermögen den
Effekt injizierter Endotoxindosen im Experiment wesentlich abschwächen,
desgleichen Antihistaminica (Boquet u. Izard 1950; Noyes et al. 1956;
Abernathy et al. 1957; Gilbert 1959; Rosenberg et al. 1961). Allerdings
läßt sich der Endotoxineffekt durch Antihistaminica und Histamin-Liberatoren nicht vollständig unterdrücken.

Nach Abklingen der Histaminwirkung im Bereich der vasculären Sperr-
mechanismen unter kompensatorischer Gegenregulation durch Katechol-
amine wird die *Übergangs- und Spätphase des endotoxischen Schocks* vornehmlich
durch Störungen der Hämostase und ihre Rückwirkungen auf Gesamtkreislauf und Organfunktion charakterisiert. Auch diese Störungen der Hämostase sind keineswegs *spezifisch* für den endotoxischen Schock – nahezu alle
Schockformen können zu qualitativ vergleichbaren Hämostase-Störungen
führen. Die im endotoxischen Schock zu beobachtende Intensität der Hämostase-Störungen ist indessen für alle anderen Schockformen ungewöhnlich.
Ich sehe meine Aufgabe darin, im folgenden unter besonderer Berücksichtigung klinischer Aspekte des endotoxischen Schocks:

1. die charakteristischen Störungen im System der Hämostase – soweit
diese ein morphologisches Äquivalent finden – im tierexperimentellen
Modell zu demonstrieren,

2. den Rückwirkungen dieser Gerinnungsstörungen und der sie beglei-
tenden Mikrozirkulationsstörungen auf die fibrinolytische Gegenregulation nachzugehen,

3. sodann nach humanpathologischen Äquivalentbildern der tierexperimentellen Befunde im endotoxischen Schock zu suchen, und schließlich

4. die Wechselbeziehungen zwischen Gerinnungsstörungen und Organfunktion in ihrer morphologischen Representanz zu analysieren.

Charakteristisches morphologisches Äquivalent aller Schockformen, in
quantitativ besonderem Maße aber der Spätphase des endotoxischen
Schocks, sind sog. *disseminierte intravasale Gerinnsel* in der terminalen Strombahn des Organismus. Nach einmaliger Injektion niedriger Dosen von Endotoxin lassen sich im Experiment solche disseminierten intravasalen Gerinnsel in der Regel nur vereinzelt, insbesondere in der terminalen Strombahn
der Lungen, der Leber und der Milz nachweisen. Derartige disseminierte
intravasale Gerinnsel sind – wie bei allen anderen Schockformen – außerordentlich reich an Fibrin, ihre selektive und spezifische Darstellung gelingt
mit einer Antigen-Antikörper-Reaktion am Schnitt unter Verwendung von
fluoresceinmarkiertem Antifibrinogen-Serum (Vazguez 1958; McKay et al.
1959) oder elektronenoptisch unter Darstellung der charakteristischen

180–210 Å-Periodik des Fibrins (BOHLE et al. 1957, 1959; MCKAY et al. 1967). Auch bei sorgfältigster Suche bleibt die Zahl solcher Mikrothromben in der terminalen Strombahn nach einmaliger Injektion niedriger Dosen von Endotoxin jedoch gering; Fibrinaggregate lassen sich unter diesen Bedingungen häufig nur elektronenmikroskopisch oder immunfluorescenzoptisch nachweisen. Dennoch zeigt die Analyse des Fibrinogengehaltes des Plasmas bereits nach einmaliger Injektion derartiger niedriger Dosen von Endotoxin als Zeichen einer generalisierten Aktivierung der Gerinnung mit gesteigertem Umsatz einen deutlichen Verbrauch eines Teils des Fibrinogens auf, auch ein Teil der Gerinnungsfaktoren, insbesondere die Faktoren II, V, VIII und X, ist quantitativ vermindert, verbraucht (MCKAY u. SHAPIRO 1958; MCKAY et al. 1958; KLEINMAIER et al. 1959; LASCH et al. 1961; RODRIGUEZ-ERDMANN 1964). Wir sprechen von einer „Verbrauchskoagulopathie" (LASCH, KRECKE, RODRIGUEZ-ERDMANN, SESSNER u. SCHÜTTERLE 1961; LASCH 1964; LASCH, HEENE, HUTH u. SANDRITTER 1967).

Im Tierexperiment lassen sich bereits während der Übergangsphase von der Frühreaktion auf Endotoxin zur Spätreaktion als Zeichen einer derartigen generalisierten Aktivierung des Gerinnungssystems „aktivierte" Fibrinogen-Derivate, sog. *Fibrinmonomere*, nachweisen. Fibrinmonomere sind lösliche Intermediärprodukte der Fibrinogen-Fibrin-Transformation (Profibrin, APITZ 1937, kältepräcipitierbares Fibrin, KORST u. KRATOCHVIL 1955; Cryofibrin, SHAINOFF u. PAGE 1960; Protaminsulfat-präcipitierbares Fibrin, LIPINSKI et al. 1967) und unterscheiden sich von Fibrinogen durch den Thrombin-induzierten Verlust zweier Fibrinogenpeptide. Sie treten im Plasma in Komplexen mit Fibrinogen auf, unterliegen indessen offenbar ähnlich leicht wie nicht stabilisiertes, aber hochpolymerisiertes Fibrin dem proteolytisch-fibrinolytischen Zugriff von Plasmin und werden dementsprechend relativ rasch in *Fibrinspaltprodukte* zerschlagen (BLEYL u. WANKE 1969). Derartige Spaltprodukte aber besitzen Antipolymerase-Aktivität (NIEWIAROWSKI u. KOWALSKI 1958; NUSSENZWEIG et al. 1961; ALKJAERSIG et al. 1962; BANG et al. 1964) und verhindern, indem sie wie Fibrinogen Komplexverbindungen mit Fibrinmonomeren eingehen, die Polymerisation plasmatischer Fibrinmonomere und die Ausbildung hochpolymerer stabilisierter Fibringerinnsel.

Die Elimination der im Gefolge einer einmaligen Injektion niedriger Endotoxindosen während der Übergangs- und zu Beginn der Spätphase auftretenden „aktivierten" Gerinnungsprodukte obliegt den Zellen des *reticulo-endothelialen Systems* (SPAET et al. 1961; LEE 1962; GANS u. LOWMAN 1967; BLEYL et al. 1969). In einem zweiphasigen Prozeß werden die aktivierten Gerinnungsprodukte und das monomere Fibrin zunächst an der Oberfläche der reticulo-endothelialen Zellen adsorbiert (BRANDT 1968; BRANDT u. PAPPAS 1960), ehe sie phagocytiert und einer intracellulären Verdauung durch Lysosomen zugeführt werden (BRANDT u. PAPPAS 1962).

2*

Während der intracellulären Verdauung verlieren die RES-Zellen vorübergehend die Fähigkeit zu cellulärer Adsorption, die reticulo-endotheliale Clearance ist „blockiert" (PROSE et al. 1965; WIENER et al. 1967). Fibrinmonomere und Fibrinspaltprodukte können wie aktivierte Gerinnungsprodukte durch celluläre Adsorption am RES und nachfolgende intracelluläre Fibrinolyse aus der terminalen Strombahn eliminiert werden (GANS u. LOWMAN 1967; BLEYL et al. 1969). Diese Clearance plasmatischer Fibrinmonomere läßt sich histomorphologisch sichtbar machen: Infundiert man Kaninchen unter Umgehung der eingangs skizzierten Frühphase des endotoxischen Schocks niedrige Dosen von hochgereinigtem Thrombin über einen Zeitraum von 1 Std und tötet die Tiere nach einem Intervall von 2–3 Std, so lassen sich im formalinfixierten Milzreticulum, in der Regel keine oder nur außerordentlich diskrete Zeichen einer disseminierten intravasalen Gerinnung mit konventionell-histologischen Methoden erkennen, wie bereits die Untersuchungen von MARGARETTEN et al. (1964) gezeigt hatten. Nach Fixierung in Alkohol treten hingegen an der Oberfläche derselben milzeigenen Reticulumzellen eigenartig micellare Strukturen auf, die büschelförmig um RES-Zellen angeordnet sind (Abb. 2) und mit ihrem freien Ende in die Lumina der Sinusoide hineinragen (BLEYL, KUHN u. GRAEFF 1969). Diese micellaren Strukturen sind morphologischer Ausdruck eines Fixation-„Artefaktes" des Alkohols an präexistenten Fibrinmonomeren. Alkohol vermag Fibrinmonomere sekundär – im Reagenzglas (GODAL u. ABILDGAARD 1966), aber auch während der geweblichen Fixation in vitro (BLEYL, SEBENING u. KUHN 1969) – zu aggregieren und zu polymerisieren und gestattet damit – im Tierversuch – den histomorphologischen Nachweis plasmatischer Fibrinmonomere im Stadium der Adsorption an der Oberfläche reticulo-endothelialer Zellen (BLEYL, KUHN u. GRAEFF 1969). 20 Std nach der Injektion von Thrombin oder Endotoxin sind derartige Monomere dagegen auch nach Alkoholfixierung nicht mehr nachweisbar, auch der gerinnungsanalytische Monomernachweis im Plasma (Godal-Abildgaard-Test, Protaminsulfat-Präcipitation, Heparinpräcipitation) bleibt jetzt negativ, celluläre und humorale Fibrinolyse haben zu einer vollständigen Elimination der aktivierten Gerinnungsprodukte aus der terminalen Strombahn geführt (THEISS et al. 1970).

Sind dagegen *celluläre und/oder humorale Fibrinolyse* schon zum Zeitpunkt einer einmaligen Injektion niedriger Endotoxindosen, d. h. während der Übergangs- und Spätphase des endotoxischen Schocks, erschöpft, so kommt es zu mangelhafter Clearance aktivierter Gerinnungsprodukte sowie der Fibrinmonomere und -spaltprodukte und zu einer Verschiebung im Niveau der reparativ-fibrinolytischen Abräumreaktion. Prolongiertes Verweilen aktivierter Gerinnungsprodukte und der Substratmonomere infolge zumindest partieller Blockade der cellulären Proteo- und Fibrinolyse einerseits, fehlende Ausbildung von zirkulierenden plasmatischen Intermediärprodukten

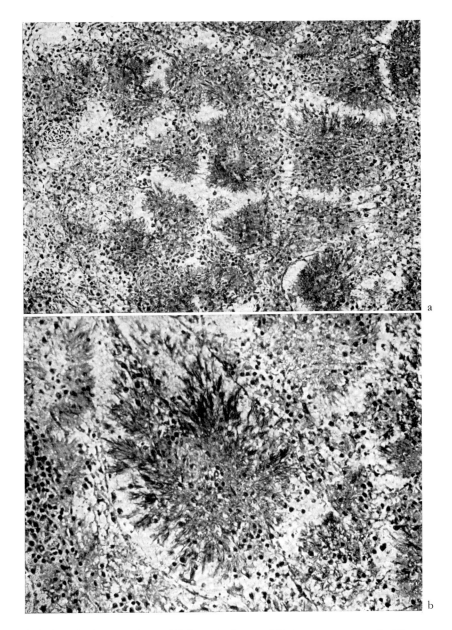

Abb. 2a u. b. Aggregation und Polymerisation von Fibrinmonomeren an der Ober-
fläche der Zellen des RES durch Alkohol-Fixierung 3 Std nach kontinuierlicher
Infusion von Thrombin und generalisierter plasmatischer Hyperkoagulabilität.
Masson-Goldners Trichrom-Färbung, Mikrophotogramme a) 1 : 210 und b) 1 : 350

der Fibrinolyse mit Antithrombin- und Antipolymerase-Aktivitäten sind
die Folge. So führen Infusionen von Fibrinolyse-Inhibitoren wie EACA
(LEE 1962; MARGARETTEN et al. 1964) oder Trasylol (BELLER et al. 1967)
gleichzeitig mit einer einmaligen Injektion von Endotoxin außerordentlich
rasch zu hochpolymeren intravasalen Fibrinpräcipitaten. Wir wissen heute,
daß die Apitzschen Versuche, die gezeigt hatten, daß eine einmalige Injektion niedriger Endotoxindosen bei schwangeren Kaninchen zu massiven
disseminierten intravasalen Gerinnseln (Abb. 3) mit nachfolgender doppel-

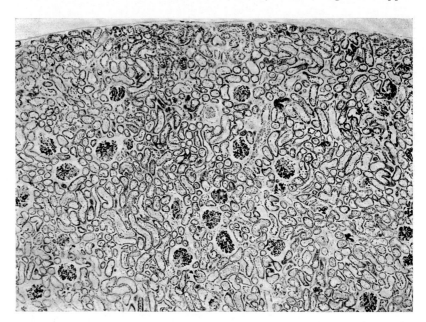

Abb. 3. Disseminierte intravasale Gerinnung in den Glomerulumcapillaren der
Niere nach kontinuierlicher Endotoxin-Infusion (einstündig) beim schwangeren
Kaninchen. Formalin, Paraffin, Masson-Goldners Trichrom-Färbung, Mikro-
photogramm 1 : 30

seitiger Nierenrindennekrose führt (APITZ 1935; WONG 1962; McKAY
1966), auf eine derartige Hemmung der humoral-fibrinolytischen Abräumreaktion in der Schwangerschaft zurückzuführen ist. Umstritten ist allerdings die Ursache dieser Fibrinolyse-Hemmung. Vermehrtes Auftreten von
Plasmin-Inhibitoren (PHILLIPS u. SKRODELIS 1958), von Plasminogenaktiva-
tor-Inhibitoren (BRAKMAN u. ASTRUP 1963; BELLER et al. 1968) und eine
absolute Verminderung des Plasminogen (BIEZENSKI u. MOORE 1958;
BIENZENSKI 1960) und der Plasminogenaktivator-Aktivität (BRAKMAN 1966;
BELLER et al. 1968) werden diskutiert.

Zu hochpolymeren Fibrinpräcipitaten führt aber auch die Blockierung der Clearance-Aktivität des RES durch Thorotrast (SEELER, FORMAN, BOLGER, ABILDGAARD u. SCHULMANN 1969), Tuscheinjektion (GOOD u. THOMAS 1952; SEELER et al. 1969), Fettinfusionen (HUTH, MÜLLER-BERGHAUS, KRECKE u. LASCH 1964; HUTH, SCHOENBORN u. KNORPP 1967), denaturiertes Eiweiß (LEE 1962) oder Kohlepartikel (GANS 1966). Das *klassische tierexperimentelle Sanarelli-Shwartzman-Phänomen* läßt sich hier zwanglos einordnen (Abb. 4). SANARELLI hatte beobachtet, daß die zweimalige Injektion

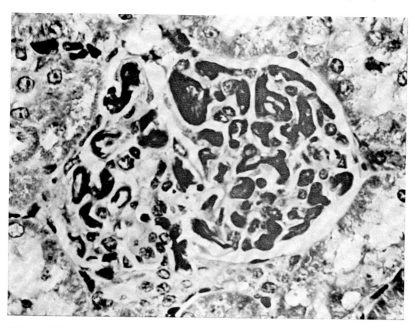

Abb. 4. Klassisches Sanarelli-Shwartzman-Phänomen des Kaninchens mit hochpolymeren, fibrinreichen disseminierten intravasalen Gerinnseln in den Glomerulumcapillaren nach auslösender Endotoxin-Injektion 4 Std. vor dem Tode. Formalin, Paraffin, Masson-Goldners Trichrom-Färbung, Mikrophotogramm 1 : 350

von Endotoxin in niedrigen Dosen im Abstand von 12–72 Std zu einem schweren Kreislaufschock mit doppelseitiger Nierenrindennekrose und nachfolgender latenter oder manifester hämorrhagischer Diathese (unter dem lichtmikroskopischen Bild einer disseminierten intravasalen Gerinnung) führt, während eine einmalige Injektion von Endotoxin eine derartige Reaktion in der Regel nicht zu induzieren vermag. Der pathogenetische Mechanismus wird verständlich: Bereits die 1. (präparierende) Injektion vermag kraft Aktivierung der Gerinnungsfaktoren und Ausbildung monomeren

Fibrins via phagocytäre Belastung des RES zur Blockade des RES zu führen, die 2. (auslösende) Injektion trifft unter diesen Bedingungen einen
„vorgeschädigten" Organismus, der, nach überschießender Resynthetisie-
rung der Gerinnungsfaktoren und des Fibrinogen im Intervall zwischen 1.
und 2. Injektion, zum Zeitpunkt der 2. (auslösenden) Injektion vorübergehend zu einer cellulären Abräumreaktion nicht mehr befähigt ist. Das
klassische tierexperimentelle Modell hat sich bei aller Starrheit und „Künst-
lichkeit" heuristisch als außerordentlich wertvoll erwiesen.

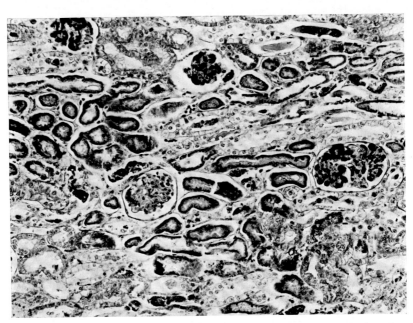

Abb. 5. Beginnende doppelseitige Nierenrindennekrose 14 Std nach Beginn einer
8stündigen kontinuierlichen Endotoxin-Infusion beim Kaninchen. Ausgedehnte
intravasale Mikrothromben in den Glomerulumcapillaren der Niere, Tubulusnekrose. Formalin, Paraffin, Phosphorwolframsäure-Hämatoxylin, Mikrophotogramm 1 : 120. (Für die freundliche Überlassung der vorliegenden Aufnahme
danke ich Herrn PD Dr. H. GRAEFF, Heidelberg, bestens)

BELLER u. GRAEFF haben gezeigt, daß sich ein vergleichbares Phänomen
mit generalisierter plasmatischer Gerinnungsaktivierung, inadäquater capil-
lärer Perfusion (HARDAWAY 1966), disseminierter intravasaler Gerinnung
unter Befall insbesondere der Nieren und nachfolgender doppelseitiger
Nierenrindennekrose (Abb. 5) auch durch eine kontinuierliche *Infusion* von
niedrigen Endotoxindosen über einen Zeitraum von 6–8 Std induzieren
läßt (BELLER u. GRAEFF 1967; BELLER, GRAEFF u. GORSTEIN 1969). Eine
derartige Versuchsanordnung kommt den *humanpathologischen* Bedingungen

der Spätphase des Endotoxinschocks wesentlich näher als das etwas gequälte Modell einer zweimaligen intervallgerechten *Injektion* von Endotoxin und enthebt uns der mitunter peinlichen und peinigenden Notwendigkeit, bei humanpathologischen Äquivalentbildern des sog. Sanarelli-Shwartzman-Phänomens nach Indizien einer zweimaligen Endotoxin- oder Bakterieneinschwemmung zu fahnden.

Was lehren uns die tierexperimentellen Modellbefunde zur Spätphase des endotoxischen Schocks für die *pathogenetische Interpretation humanpathologischer Äquivalentbilder?*

1. Fälle mit ausgeprägter disseminierter intravasaler Gerinnung im endotoxischen Schock werden bevorzugt auftreten unter den Bedingungen einer Blockade der humoral-fibrinolytischen Abräumreaktion. Klassisches Beispiel ist hier der endotoxische Schock in der *Schwangerschaft* im Gefolge des septischen Abortes und der Chorionamnionitis nach Infektion mit Escherichia coli (Studdiford u. Douglas 1956; McKay u. Shapiro 1958; Pfau et al. 1960; Lasch et al. 1961; Stevenson u. Yang 1962; Douglas et al. 1963; Schwarz u. Emich 1965; Cavanagh u. McLeod 1966; Zander 1968). Aber auch für die disseminierte intravasale Gerinnung im *endotoxischen Schock des fetalen Organismus* (Bohle 1960; Bleyl u. Kuhn 1967; Kuhn, Graeff u. Bleyl 1969), der bei relativ erhöhter Antiplasmin-Aktivität durch einen generalisierten Plasminogenmangel (Quie u. Wanna-Maker 1960; Samartzis u. Cook 1960; Samartzis, Cook u. Rudolph 1960; Ambrus et al. 1963; Jenny u. Duckert 1963; Brüster u. Pfitzner 1964; Fisher et al. 1968) ausgezeichnet ist, bedeutet das niedrige fibrinolytische Potential ein begünstigendes Moment (Bleyl u. Kuhn 1967; Bleyl 1969; Bleyl u. Büsing 1969).

Wir beobachteten einen derartigen Fall bei der Obduktion einer unreifen 396 g schweren weiblichen Totgeburt nach *septischem Abort* einer 23jährigen I-Gravida im Gefolge eines kriminellen Temptamen. Bei der Mutter bestanden als klinische Symptome eines durch Escherichia coli hervorgerufenen endotoxischen Schocks als Zeichen des akuten Nierenversagens auf dem Boden einer disseminierten intravasalen Gerinnung (polyurische Form des Nierenversagens), eine ausgeprägte pulmonale Insuffizienz mit Tachypnoe, mit Blutungen aus Magen und Darm, ein erheblicher Meningismus bei Bewußtseinstrübung, Muskelschmerzen, eine arterielle Hypotonie bei schmaler arterieller Blutdruckamplitude und eine verlängerte Capillarfüllungszeit; gerinnungsanalytisch waren eine Thrombocytopenie (30000/mm³) und eine Verlängerung der Thrombinzeit nach Substitution mit Normalplasma zu erfassen, im Thrombelastogramm ließen sich keine Ausschläge beobachten, Fibrinogen war gravimetrisch nicht nachzuweisen. Dagegen konnten im mütterlichen Blut Fibrin(ogen)spaltprodukte demonstriert werden (klinische Einzelheiten vgl. Kuhn, Graeff u. Bleyl 1969). Die Mutter überlebte. Die feingewebliche Untersuchung der Placenta und

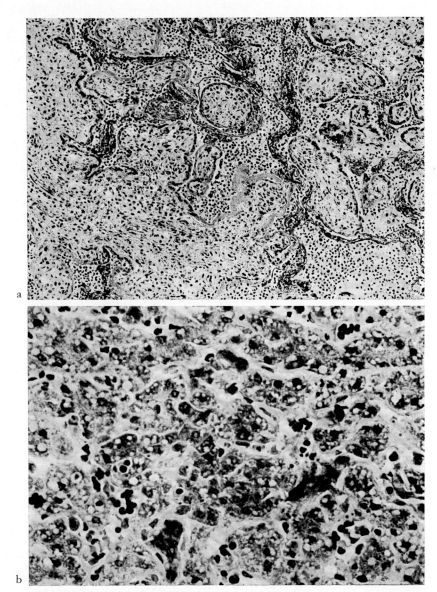

Abb. 6a u. b. a) Pat. A. W. Septische Thrombose des Intervillum mit ausgedehnten Mikroabszessen bei septischem Abort und endotoxischem Schock der Mutter nach Infektion mit Escherichia coli. b) Gleicher Fall wie Abb. 6a): Disseminierte fibrinreiche Mikrothromben in den fetalen Lebersinusoiden als morphologisches Äquivalent eines endotoxischen Schocks im fetalen Organismus bei gleichzeitigem endotoxischen Schock der Mutter. Formalin, Paraffin, Masson-Goldners Tri-chrom-Färbung, Mikrophotogramme a) 1 : 100 und b) 1 : 380

ihrer Häute erbrachte den Nachweis einer massiven septischen Thrombose des Intervillum (Abb. 6a) mit bakterienreichen intervillösen, aber auch auf die Placentarzotten übergreifenden Mikroabscessen und ausgeprägter granulocytärer Infiltration von Zottenstroma und Intervillum. Unter den Zeichen einer histologisch nachweisbaren fetalen Bakteriämie war es jedoch auch im fetalen Organismus zu generalisierter Gerinnungsaktivierung mit Ausbildung fibrinreicher disseminierter intravasaler Gerinnsel in den Nabelschnurvenen, in den Sinusoiden der Leber (Abb. 6b) und in den Sinusoiden der roten Pulpa der Milz – zum Bild eines endotoxischen Schocks des fetalen Organismus in utero – gekommen. Der fetale Organismus war an den Folgen dieses endotoxischen Schocks in utero abgestorben.

2. Das Ausmaß einer der Endotoxin-Infusion nachfolgenden disseminierten intravasalen Gerinnung wird im endotoxischen Schock wesentlich mitbestimmt werden durch eine gleich- oder nachgeschaltete *Aktivierung der fibrinolytischen Abräumreaktion* (GRAEFF, KUHN u. BLEYL 1967; PHILLIPS et al. 1967, 1968). Setzt diese Abräumreaktion früh ein, so werden Fibrinspaltprodukte mit Antipolymerase-Aktivität entstehen können, die einer Polymerisation plasmatischer Fibrinpolymere entgegenwirken und aufgrund ihrer Antipolymerase-Aktivität die Ausbildung hochpolymerer, auch mikroskopisch erfaßbarer Gerinnsel verhindern können. Eine spät einsetzende Fibrinolyse-Aktivierung wird hingegen u. U. zur Wiederauflösung disseminierter intravasaler Gerinnsel in der terminalen Strombahn führen.

Eine – zumindest partielle – Wiedereröffnung der terminalen Strombahn konnten wir bei einer nach septischem Abort und endotoxischem Schock durch Infektion mit Escherichia coli verstorbenen 28jährigen I-Gravida nachweisen (Abb. 7a), bei der es im Verlauf des endotoxischen Schocks mit generalisierter Gerinnungsaktivierung und disseminierter intravasaler Gerinnung in den mütterlichen Organen zu einer derartigen *sekundären Aktivierung der Fibrinolyse* gekommen war. Da bereits klinischerseits eine überschießende Fibrinolyse-Aktivierung nachweisbar gewesen war (klinische Einzelheiten vgl. GRAEFF, KUHN u. BLEYL 1967; BLEYL 1968), war ε-Aminocapronsäure (als Antifibrinolyticum) verabfolgt worden. Die feingewebliche Untersuchung der Lungen zeigte neben fibrinreichen disseminierten intravasalen Gerinnseln in den Lungencapillaren fibrinolytisch angedaute Thromben in den größeren pulmonalen Gefäßen (Abb. 7b), deren weitere fibrinolytische Zerstörung in vivo und in vitro (postmortal) durch ε-Aminocapronsäure-Applikation verhindert worden war. Derartige partiell fibrinolytisch angedauten und aufgebrochenen Mikrothromben können mithin neben intravasalen Fibrinmonomeren und hochpolymeren disseminierten intravasalen Gerinnseln zum 3. charakteristischen pathoanatomischen Substrat des endotoxischen Schocks werden.

3. Die Intensität der Hämostase-Störung und der ihr nachfolgenden Zirkulations- und Organfunktionsstörungen wird wesentlich beeinflußt

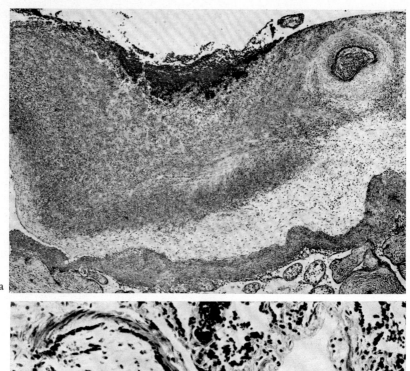

a

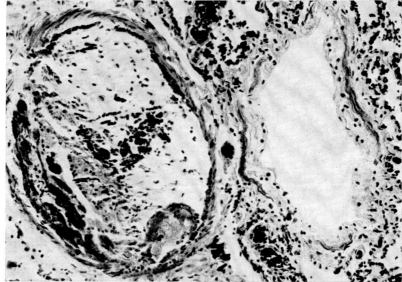

b

Abb. 7a u. b. a) Ausgedehnte entzündliche Infiltration der chorialen Deckplatte der Placenta, Chorionamnionitis bei subpartualer Infektion mit Escherichia coli, endotoxischem Schock und generalisierter Gerinnungsaktivierung mit sekundärer Aktivierung der Fibrinolyse wenige Std vor dem Tode. b) Gleicher Fall wie Abb. 7a): Fibrin- und thrombocytenreicher intravasaler Thrombus im Stadium der partiellen fibrinolytischen Verdauung. Sekundäre generalisierte Aktivierung der Fibrinolyse nach voraufgegangener disseminierter intravasaler Gerinnung im endotoxischen Schock sub partu (aus KUHN, GRAEFF, BLEYL 1970). Formalin, Paraffin, Masson-Goldners Trichrom-Färbung, Mikrophotogramme a) 1 : 48, b) 1 : 210

werden von der *Ausgangslage des RES* in der Früh- und Spätphase des endotoxischen Schocks und von dem Ausmaß einer kontinuierlichen oder rezi-
divierenden Einschwemmung der Bakterien oder ihres Endotoxins in die
Blutbahn.

Die *klinische Symptomatik der Übergangs- und Spätphase* des endotoxischen
Schocks wird durch die geschilderten Funktionsstörungen im Bereich der
terminalen Strombahn („inadäquate capilläre Perfussion", HARDAWAY 1966)
und ihre Rückwirkungen auf den Gesamtkreislauf wesentlich bestimmt. In
der *Übergangsphase* markieren Tachypnoe und Tachykardie bei zunächst noch
normalem, bald aber vermindertem arteriellem Blutdruck mit verkleinerter
Blutdruckamplitude einerseits, gestörte periphere Durchblutung mit Akro-
cyanose bei zunächst noch warmen Extremitäten andererseits, die gestörte
Hämodynamik. Die Ausscheidungsfunktion der Niere kann während der
Übergangsphase zunächst noch erhalten sein, auch die Sauerstoffsättigung
kann anfangs noch ausreichen. Nicht selten findet sich überdies während
der Übergangsphase initial eine *respiratorische Alkalose* mit erniedrigtem
pCO_2 und normalem Basenüberschuß (MACLEAN et al. 1967; KUHN et al.
1969). Im Plasma lassen sich neben einer bereits in der Frühphase etablierten
Thrombocytopenie häufig während der Übergangsphase plasmatische
Fibrinmonomere nachweisen, die Gerinnungsfaktoren zeigen in Parallele
dazu einen progredienten Verbrauch. Daneben läßt sich regelmäßig eine
mehr oder weniger ausgeprägte Leukopenie erfassen, deren pathogenetische
Bedeutung nach wie vor im Widerstreit der Meinungen steht (GOOD u.
THOMAS 1952; THOMAS u. GOOD 1952; THOMAS 1964; HORN u. COLLINS
1967, 1968; SMITH et al. 1968; u. a.).

Die *Spätphase* des endotoxischen Schocks ist dagegen in der Regel charakterisiert durch Tachypnoe, Tachykardie, erniedrigten arteriellen Blutdruck bei kleiner Blutdruckamplitude und – als Ausdruck des erhöhten
pulmonalen Gefäßwiderstandes – erhöhtem zentralen Venendruck, durch
blasse Cyanose bei kühlen Extremitäten (MACLEAN et al. 1967), durch Unruhe, Bewußtseinstrübung, Nackensteifigkeit und hohes Fieber, das indessen mit zunehmender Dauer einer Hypothermie (HALBERSTADT u. HELLER
1968) weichen kann. Die Sauerstoffsättigung ist nicht selten trotz Sauerstoff-
beatmung ungenügend, der pCO_2 ist erhöht, es besteht eine kombinierte
respiratorische und *metabolische Acidose* mit negativem Basenüberschuß und
Erniedrigung des pH (aktuell). Gerinnungsanalytisch findet sich in der
Spätphase neben einer weiterhin persistierenden Thrombocytopenie eine
plasmatische Hyper- oder sekundäre Hypocoagulabilität mit markantem
Abfall insbesondere der Gerinnungsfaktoren I, II, V, VIII und X. Kommt
es überdies zu sekundärer Aktivierung des fibrinolytischen Potentials im
endotoxischen Schock, so werden gerinnungsanalytisch Fibrin- bzw.
Fibrinogenspaltprodukte mit Antithrombin- und/oder Antipolymerase-
Aktivität im Plasma, bei erhaltener oder sekundär wieder in Gang kommen-

der Nierenausscheidung auch im Urin (HERSCHLEIN u. STEICHELE 1968),
nachweisbar; eine unter Verbrauch von Gerinnungsfaktoren und Thrombocytopenie bereits während der Übergangsphase auftretende *latente*
hämorrhagische Diathese kann sich durch eine derartige sekundäre Aktivierung des fibrinolytischen Potentials in multiplen, multiloculären Blu-

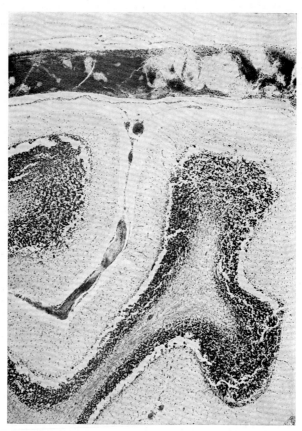

Abb. 8. Ausgedehnte meningeale Mikrothromben im Bereich der Kleinhirn-
hemisphäre und vereinzelte disseminierte intravasale Gerinnsel in den intra-
cerebralen Capillaren nach klinisch manifester generalisierter Verbrauchskoagulopathie. Formalin, Paraffin, KLÜVER-BARREIRA, Mikrophotogramm 1 : 34

tungen manifestieren oder intensivieren. Die initiale Leukopenie weicht
nicht selten einer ausgeprägten Leukocytose. Daneben kann eine mehr
oder weniger ausgeprägte Hämolyse als Ausdruck einer direkten Einwir-
kung der überschießenden Gerinnungsaktivierung und Mikrothrombosie-
rung auf die Erythrocyten nachweisbar werden (REGOECZI et al. 1967;

GRAEFF u. BELLER 1968). Zunehmend bestimmen in der Spätphase vor allem aber Symptome der Organmanifestation des endotoxischen Schocks das klinische Bild.

Die für den endotoxischen Schock in der Spätphase charakteristischen *Organveränderungen* sind – soweit sie eine morphologische Repräsentanz finden – beim Menschen überwiegend bestimmt durch das Ausmaß der disseminierten intravasalen Gerinnung in der terminalen Strombahn der Organe und durch ihre Rückwirkungen auf die Mikrozirkulation, wobei sog.

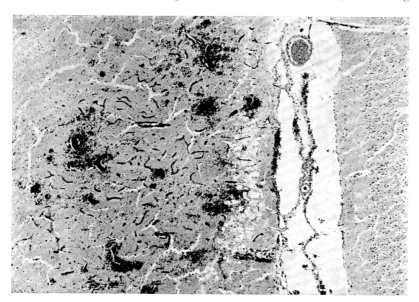

Abb. 9. Gleicher Fall wie in Abb. 7a und b: Disseminierte intravasale Gerinnung mit nekrotisierender Encephalopathie im endotoxischen Schock nach Chorion-amnionitis. Fibrin- und thrombocytenreiche Mikrothromben in den meningealen Gefäßen. Hämorrhagische Diathese. Formalin, Paraffin, Masson-Goldners Tri-chrom-Färbung, Mikrophotogramm 1 : 48

Schockorgane bevorzugt befallen werden. Charakteristischstes morphologisches Symptom des endotoxischen Schocks ist die *doppelseitige Nierenrindennekrose*, eine Glomerulo- und nachfolgende Tubulonekrose auf dem Boden einer disseminierten intravasalen Gerinnung bevorzugt der Glomerulumcapillaren (BOHLE u. KRECKE 1959; McKAY 1965 u. v. a.). Klinisches Äquivalent ist, je nach Ausdehnung der disseminierten intravasalen Gerinnung auf vereinzelte oder auf eine Vielzahl von Glomerula mit nachfolgender doppelseitiger Nierennekrose, im allgemeinen eine Oligoanurie, wenn auch vereinzelt ein polyurisches Nierenversagen beobachtet wurde (GESSLER et al. 1965, 1966; VERTEL u. KNOCHEL 1967; THEISS et al. 1969).

Das Schockorgan *Lunge* zeigt beim Menschen gleichfalls außerordentlich häufig disseminierte intravasale Mikrothromben. Wesentlich seltener als in Niere und Lunge finden sich disseminierte intravasale Mikrothromben mit nachfolgenden scharf umschriebenen Einzelzellnekrosen dagegen im Bereich des Herzmuskels. *Meningeale* Mikrothromben (Abb. 8), klinisch mitunter diagnostizierbar an einem erheblichen Meningismus, und intracerebrale disseminierte intravasale Gerinnsel, verbunden mit einer *nekrotisierenden Encephalopathie* (Abb. 9) und *Purpura cerebri* (Abb. 10) (MCKAY,

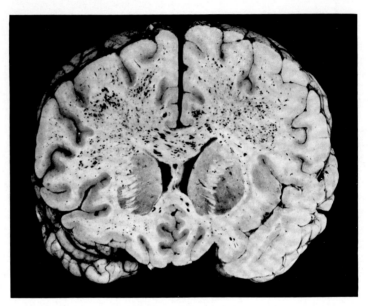

Abb. 10. Purpura cerebri nach generalisierter Verbrauchskoagulopathie, disseminierte intravasale Gerinnung und hämorrhagische Diathese im endotoxischen Schock

JEWETT u. REID 1959; LINDQVIST, ERLANSON u. BRUN 1963), lassen sich einigermaßen häufig demonstrieren. Kommt es zur Ablagerung disseminierter intravasaler Fibringerinnsel in den Sinusoiden der *Hypophyse*, so resultieren nicht selten – bevorzugt offenbar im Rahmen der Gravidität – mehr oder weniger ausgedehnte Hypophysennekrosen (Abb. 11), auf deren Bedeutung für die postpartuale hypophysäre Insuffizienz (SHEEHAN 1938; BEERNINK u. MCKAY 1962; MCKAY 1965; ZANDER u. HOLZMANN 1969) nachhaltig verwiesen sei. Allerdings scheint die postpartuale hypophysäre Insuffizienz erst nach sehr ausgedehnter Nekrotisierung mit Zerstörung von 90–95 % der Adenohypophyse klinisch relevant zu werden (MOLITOR 1965). Disseminierte Mikrothromben werden auch in den Sinusoiden der

Nebenniere nachweisbar und induzieren hier nicht selten mehr oder weniger ausgedehnte Nebennierenrindennekrosen einerseits, apoplektiforme Blutungen (Abb. 12) in Mark und Rinde andererseits (bilaterale hämorrhagische Nebenniereninfarzierung, s. a. HALLER 1969). Schleimhauterosionen über submucösen Mikrothromben und profuse Blutungen bestimmen häufig das klinische Bild der Organveränderungen des *Gastrointestinaltraktes*. In Einzelfällen sind antodigestiv-tryptische Parenchymnekrosen des Pankreas beobachtet worden (SKJÖRTEN 1964, 1966), ein Phänomen, das bei

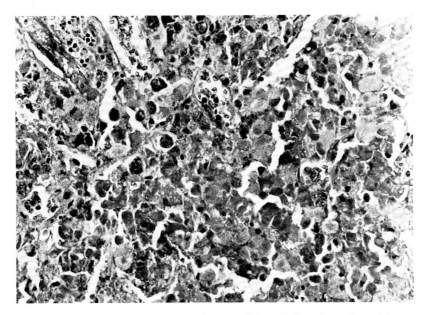

Abb. 11. Postpartuale Hypophysennnekrose auf dem Boden einer disseminierten intravasalen Gerinnung im protrahierten Kreislaufschock mit Verbrauchskoagulopathie. In der linken oberen Ecke der Abbildung Reste intravasaler Mikrothromben. Formalin, Paraffin, Hämatoxylin-Eosin, Mikrophotogramm 1 : 300

aller formalen Ähnlichkeit (STETSON 1951; THAL u. BRACKNEY 1954, HARDAWAY 1966) allerdings nichts zu tun hat mit der Pathogenese einer disseminierten intravasalen Gerinnung nach postpankreatitischem Schock (KORN 1963; BLEYL u. WANKE 1969). Disseminierte intravasale Gerinnsel in der Strombahn der peripheren *Extremitätenmuskulatur* gehen u. U. mit fibrillären Muskelzuckungen, Muskelschmerzen und erhöhter palpatorischer Konsistenz der Muskulatur einher und führen gelegentlich zu herdförmigen Nekrosen und herdförmig umschriebenen reparativen Myositiden unter Anstieg der Kreatininphosphokinase im Serum (MOOKERJEE et al. 1968).

Keiner dieser Organbefunde kann als pathognomonisch für die Spätphase des endotoxischen Schocks gelten. Die demonstrierten Organbefunde sind sämtlich Ausdruck der disseminierten intravasalen Gerinnung und Verbrauchscoagulopathie mit konsekutiven Mikrozirkulationsstörungen in der Organperipherie, können mithin auch bei anderen Schockformen, die mit

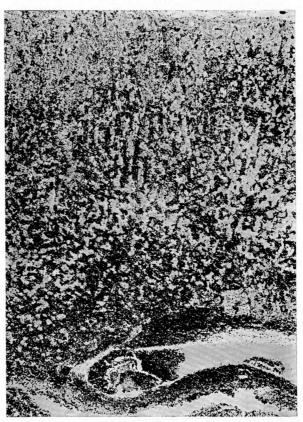

Abb. 12. Sog. Apoplexia suprarenalis, Mark und Rinde der Nebenniere durchsetzende Blutungen mit ausgedehnter Nekrose des Parenchyms bei hämorrhagischer Diathese im endotoxischen Schock nach Verbrauchscoagulopathie. Formalin, Paraffin, Masson-Goldners Trichrom-Färbung, Mikrophotogramm 1 : 34

derartigem Faktorenverbrauch unter Ausbildung disseminierter intravasaler Gerinnung einhergehen, nachweisbar werden. Gleichfalls *nicht pathognomonisch* sind die im Endotoxinschock als morphologischer Ausdruck der Thrombocytopenie und Verbrauchscoagulopathie zu wertenden Permeabilitätsstörungen der Gefäßwand. *Plasmatische Exsudation* und durch sekundäre Fibrinolyse-Aktivierung begünstigte *hämorrhagische Diathese* bestimmen hier das morphologische Äquivalent (BOHLE u. KRECKE 1959). Die hämorrhagische Diathese manifestiert sich nicht selten in Hautblutungen Konjunktivalblutungen, in meningealen Blutungen, Blutungen im Bereich des Gastrointestinaltraktes, im Bereich der serösen Häute, in den bereits erwähnten Nebennierenblutungen bis hin zur Apoplexia suprarenalis, in Blutungen in die Schleimhaut von Nierenbecken und ableitenden Harnwegen sowie in intraalveolären Lungenblutungen. Die plasmatische Exsudation im Bereich der Lungen kann in der Spätphase des endotoxischen Schocks zur Manifestation eines klinischen Symptoms führen, das im klinischen Schrifttum als „*fulminante pulmonale Insuffizienz*" (fulminating pulmonar insufficiency, HENRY 1968) bezeichnet wird und neben Kongestion, Blutung und disseminierten intravasalen Gerinnseln pathoanatomisch durch exzessive pulmonale Ödeme mit partieller Atelektase gekennzeichnet ist. In schweren Fällen kann zu diesen Symptomen der fulminanten pulmonalen Insuffizienz ein charakteristischer, wenn auch wiederum keinesfalls pathognomonischer Befund treten, der aus der Paidopathologie hinlänglich bekannt ist: *pulmonale hyaline Membranen* (Abb. 13a) (BLEYL 1969a), jene in der Neugeborenenperiode so häufig auftretenden intraalveolären, insbesondere aber die Bronchioli terminales auskleidenden Fibrinpräzipitate. Wir konnten unlängst in systematischen Untersuchungen an perinatal verstorbenen Neugeborenen erstmals demonstrieren, daß derartige pulmonale hyaline Membranen auch in der Perinatalperiode als Ausdruck eines mit disseminierter intravasaler Gerinnung (Abb. 13b), zumindest aber mit einem generalisierten Auftreten plasmatischer Fibrinmonomere einhergehenden Schocks zu werten sind (BLEYL 1969b; BLEYL u. BÜSING 1969; BLEYL, BÜSING u. KREMPIEN 1969). Bisher unveröffentlichte Befunde mit vergleichender Alkohol- und Formalinfixierung (s. o.) haben erkennen lassen, daß es im Schock – auch im endotoxischen Schock – zu einer Extravasation monomeren Fibrins in die Lungenalveolen kommen kann, ehe diese Fibrinmonomere *extravasal* – begünstigt durch einen generalisierten Mangel an Plasminogen – polymerisieren. Daß derartige pulmonale hyaline Membranen beim Erwachsenen als Komplikation eines Schocks, auch eines endotoxischen Schocks, nicht selten sind (Abb. 14), mag daraus ersichtlich werden, daß sich in eigenen Untersuchungen zur Pathomorphologie der Schocklunge des Erwachsenen bei 28 von 100 Fällen mit disseminierter intravasaler Gerinnung gleichzeitig pulmonale hyaline Membranen nachweisen ließen (BLEYL 1970). Bei 4 dieser 28 Fälle hatte ein endotoxischer Schock bestanden. Bereits MARTIN et al. (1969) hatten unlängst in einer pathoanatomischen Studie zur Morphologie der schockinduzierten Lungenveränderungen am Obduktionsgut des Walter Reed Hospitals und des U. S. Army Surgical Research Teams in Vietnam in 14 von 100 Schockfällen pulmonale hyaline Membranen bei Erwachsenen beobachtet, allerdings ohne Berücksichtigung der Beziehungen dieser Membranen zur generalisierten Hyperkoagulabilität.

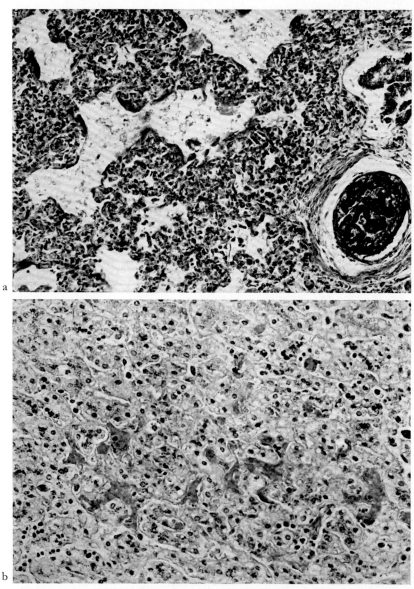

Abb. 13a u. b. Pulmonale hyaline Membranen des Neugeborenen nach protra-
hierter Geburt und „asphyktischem" Schock (Dawes) des Neonatus. Die durch
Acidose und Hypoxämie unter der Geburt initiierte plasmatische Hyperkoagulabilität führt nach Extravasation der Fibrinmonomere unter Polymerisation zu
pulmonalen hyalinen Membranen a), intravasal dagegen polymerisieren die Fibrinmonomere zu disseminierten intravasalen Gerinnseln in der Lunge a) und
Leber b) des Neugeborenen. Formalin, Paraffin, Haematoxylin-Eosin a) und
PAS-Reaktion b), Mikrophotogramme a) 1 : 220 und b) 1 : 320

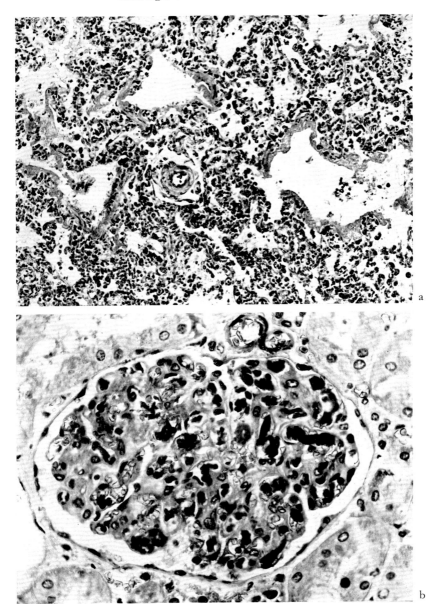

Abb. 14a u. b. Fulminante pulmonale Insuffizienz (HENRY) nach protrahiertem Schock mit generalisierter plasmatischer Hyperkoagulabilität unter Verbrauch von Gerinnungsfaktoren beim Erwachsenen. Extravasale Polymerisation plasmatischer Fibrinmonomere zu pulmonalen hyalinen Membranen der Lunge und intravasale Polymerisation der Monomere zu disseminierten intravasalen Gerinnseln in der Niere. Formalin, Paraffin, Hämatoxylin-Eosin, Mikrophotogramme
a) 1 : 210 und b) 1 : 320

Wenn mithin die Pathomorphologie auch keine *pathognomonischen Symptome* des endotoxischen Schocks zu liefern vermag, so ist die Gesamtheit der pathoanatomischen Befunde doch außerordentlich charakteristisch, zumindest dann, wenn der *bakteriologische Nachweis der Infektion durch gramnegative Erreger* gelingt. BOHLE konnte mit den aus dem Blut der Kranken gezüchteten Colibakterien tierexperimentell durch intervallgerechte zweimalige Injektion ein typisches Sanarelli-Shwartzman-Phänomen mit doppelseitiger Nierenrindennekrose induzieren. Dennoch sind Kenntnis der voraufgehenden klinischen und gerinnungsanalytischen Symptomatik des endotoxischen Schocks für eine pathogenetische Aufklärung des endotoxischen Schocks des Menschen von entscheidender Bedeutung.

Literatur

ABERNATHY, R. S., HALBERG, F., SPINK, W. W.: Studies on the mechanism of chlorpromazine protection against brucella endotoxin in mice. J. Lab. clin. Med. **49**, 708 (1957).

ALKJAERSIG, N., FLETCHER, A. P., SHERRY, S.: Pathogenesis of the coagulation defect developing during plasma proteolytic (fibrinolytic) states. II. The significance, mechanism, and consequence of defective fibrin polymerization. J. clin. Invest. **41**, 917 (1962).

AMBRUS, C. M., WEINTRAUB, D. H., DUNPHY, D., DOWD, J. E., PICKREN, J. W., NISWANDER, K. R., AMBRUS, J. L.: Studies on hyaline membrane disease. I. The fibrinolysin system in pathogenesis and therapy. Pediatrics **32**, 10–24 (1963).

APITZ, K.: A study of the generalized Shwartzman phenomenon. J. Immunol. **29**, 255 (1935).

— Über Profibrin. I. Die Entstehung und Bedeutung des Profibrins im Gerinnungsverlauf. Z. ges. exp. Med. **101**, 552 (1937).

BANG, N. U., HARPEL, P. C., STREULI, F.: Hypofibrinogenemic hemorrhage. Clin. Obstet. Gynec. **7**, 286 (1964).

BEERNINK, F. J., McKAY, D. G.: Pituitary insufficiency associated with pregnancy, panhypopituitarism, and diabetes insipidus. Amer. J. Obstet. Gynec. **84**, 318 (1962).

BELLER, F. K.: Pathogenese, Klinik und Therapie des septischen Schocks in der Geburtshilfe. In: J. ZANDER (Hrsg.), Septischer Abort und bakterieller Schock. S. 1. Berlin-Heidelberg-New York: Springer 1968.

— Übersicht, Ätiologie und Pathogenese von Gerinnungsstörungen unter der Geburt. Geburtsh. u. Frauenheilk. **28**, 113–132 (1968).

— DOUGLAS, G. W., MORRIS, R. H., JOHNSON, A. J.: The fibrinolytic enzyme system in pregnancy. Amer. J. Obstet. Gynec. **101**, 587–592 (1968).

— GRAEFF, H.: Deposition of glomerular fibrin in the rabbit after infusion with endotoxin. Nature (Lond.) **215**, 245 (1967).

— — GORSTEIN, F.: Pathomorphological and pathophysiological events during the continuous infusion of endotoxin in rabbits. Amer. J. Obstet. Gynec. **103**, 544–554 (1969).

— MITCHELL, P. S., GORSTEIN, F.: Fibrin Deposition in the rabbit kidney produced by protease inhibitors. Thrombos. Diathes. haemorrh. (Stuttg.) **17**, 427–438 (1967).

Biezenski, J. J.: J. clin. Path. **13**, 220 (1960), zit. n.: P. Brakman: The fibrinolytic system in human blood during pregnancy. Amer. J. Obstet. Gynec. **94**, 14–20 (1966).

— Moore, H. C.: J. clin. Path. **11**, 306 (1958), zit. n.: P. Brakman: The fibrinolytic system in human blood during pregnancy. Amer. J. Obstet. Gynec. **94**, 14–20 (1966).

Bleyl, U.: Pathologisch-anatomische Demonstration zur intravasalen Gerinnung und Fibrinolyse. In: J. Zander (Hrsg.), Septischer Abort und bakterieller Schock. S. 56–73. Berlin-Heidelberg-New York: Springer 1968.

— Zur disseminierten intravasalen Gerinnung im fetalen Organismus. Verh. dtsch. Arbeitsgem. für Blutgerinnungsforschg. 13. Tgg. Deidesheim, 26. bis 28. 3. 1969. Stuttgart-New York: F. K. Schattauer 1970 (im Druck).

— Morphologische Untersuchungen zur Pathogenese pulmonaler hyaliner Membranen. Tgg. dtsch. Pathologen, Wiesbaden, 10.–12. 10. 1969. Zbl. Path. (1970) (im Druck).

— Vergleichende Untersuchungen an Erwachsenen und Neugeborenen zur Entstehung pulmonaler hyaliner Membranen. Verh. Dtsch. Ges. Path. **54**, (1970). (im Druck).

— Büsing, C. M.: Disseminierte intravasale Gerinnung und perinataler Schock. Verh. dtsch. Ges. Path. **53**, 495–501 (1969).

— — Kreislaufschock und disseminierte intravasale Gerinnung bei intrauterinem und perinatalem Fruchttod. Klin. Wschr. **48**, 13–24 (1970).

— — Krempien, B.: Pulmonale hyaline Membranen und perinataler Kreislaufschock. Virchows Arch. path. Anat. **348**, 187–204 (1969).

— Kuhn, W.: Lokales und generalisiertes Sanarelli-Shwartzman-Äquivalent im fetalen menschlichen Organismus. Virchows Arch. path. Anat. **343**, 108–123 (1967).

— — Graeff, H.: Reticulo-endotheliale Clearance intravasaler Fibrinmonomere in der Milz. Thrombos. Diathes. haemorrh. (Stuttg.) **22**, 87 (1969).

— Sebening, H., Kuhn, W.: Morphologischer Nachweis von Fibrinmonomeren im histologischen Schnitt. Thrombos. Diathes. haemorrh. (Stuttg.) **22**, 68–86 (1969).

— Wanke, M.: Morphologische und gerinnungsanalytische Untersuchungen zum postpankreatitischen Schock. In: Neue Aspekte der Trasylol-Therapie, S. 111–121. Stuttgart: F. K. Schattauer 1969.

Bohle, A.: Beitrag zum Sanarelli-Shwartzman-Phänomen während der Schwangerschaft (vergleichende Untersuchungen an mütterlichen und kindlichen Organen). Verh. dtsch. Ges. Path. **44**, 355–357 (1960).

— Krecke, H.-J.: Über das Sanarelli-Shwartzman-Phänomen (sog. generalisiertes Shwartzman-Phänomen) des Menschen. Klin. Wschr. **37**, 803–814 (1959).

— Sitte, H., Miller, F.: Elektronenmikroskopische Untersuchungen am Glomerulum des Kaninchens beim generalisierten Shwartzman-Phänomen. Verh. dtsch. Ges. Path. **41**, 326–332 (1957).

Boquet, P., Izard, Y.: Effect of dibenamin on the vascular response of rabbits to typhoid endotoxin. Proc. Soc. exp. Biol. (N.Y.) **75**, 254 (1950).

Brakman, P.: The fibrinolytic system in human blood during pregnancy. Amer. J. Obstet. Gynec. **94**, 14–20 (1966).

— Astrup, T.: Selective inhibition in human pregnancy blood of urokinase induced fibrinolysis. Scand. J. clin. Lab. Invest. **15**, 603 (1963).

Brandt, P. W.: A study of the mechanism of pinocytosis. Exp. Cell Res. **15**, 300–313 (1958).

BRANDT, P. W., PAPPAS, G. D.: An electron microscopic study of pinocytosis in ameba. I. The surface attachment phase. J. biophys. biochem. Cytol. **8**, 675–687 (1960).

— — An electron microscopic study of pynocytosis in ameba. II. The cytoplasmic uptake phase. J. Cell. Biol. **15**, 55–71 (1962).

BRÜSTER, H., PFITZNER, W.: Untersuchungen über das fibrinolytische Potential bei reifgeborenen und jungen Säuglingen. Mschr. Kinderheilk. **113**, 476 (1965).

CAVANAGH, D., MCLEOD, A. G. W.: Septic shock in obstetrics and gynecology. Amer. J. Obstet. Gynec. **96**, 913 (1966).

DAVIS, R. B., MEEKER JR., W. R., BAILY, W. L.: Serotonin release by bacterial endotoxin. Proc. Soc. exp. Biol. (N.Y.) **108**, 774 (1961).

DOUGLAS, G. W., BELLER, F. K., DEBROVNER, CH. H.: The demonstration of endotoxin in the circulating blood of patients with septic abortion. Amer. J. Obstet. Gynec. **87**, 780 (1963).

FISHER, SH., SCHWARTZ, M., GOTTLIEB, A., YOSEPH, BEN, N., SHAPIRO, S.: Fibrinolysis, fibrinogen, and factor XIII in the newborn infants. Thrombos. Diathes haemorrh. (Stuttg.) **20**, 542–547 (1968).

GANS, H.: Preservation of vascular patency as a function of reticuloendothelial clearance. Surgery, **60**, 1216 (1966).

— LOWMAN, J. T.: The uptake of fibrin and fibrin-degradation products by the isolated perfused liver. Blood **29**, 526–539 (1967).

GESSLER, U., ANDERS, D., HULLMANN, M.: Experimenteller Beitrag zur Entstehung der akuten Anurie beim hämorrhagischen Kollaps. Klin. Wschr. **43**, 165 (1965).

— LORETH, A., SCHRÖDER, K., STEINHAUSEN, M.: Experimentelle Untersuchungen über die glomeruläre Filtration anurischer Ratten nach Hämatin-Vergiftung. Klin. Wschr. **44**, 27 (1966).

GILBERT, R. P.: Effect of antihistamine, and antiserotonin drugs on vascular responses to E. coli endotoxin in the cat. Proc. Soc. exp. Biol. (N.Y.) **100**, 346 (1959).

— HINSHAW, L. B., KUIDA, H., VISSCHER, M. B.: The effects of histamine, 5-hydroxytryptamine, and epinephrine on pulmonary hemodynamics with particular reference to arterial and venous segment resistence. Amer. J. Physiol. **198**, 165 (1958).

GODAL, H. C., ABILGAARD, U.: Gelation of soluble fibrin in plasma by ethanol. Scand. J. Haemat. **3**, 342–350 (1966).

GÖING, H., KAISER, P.: Aufbau und Wirkungsweise bakterieller Endotoxine. Ergebn. Mikrobiol. **39**, 243 (1966).

GOOD, R. A., THOMAS, L.: Studies on the generalized Shwartzman reaction. The production of bilateral cortical necrosis of kidneys by a single injection of bacterial toxin in rabbits previously treated with thorotrast or trypan blue. J. exp. Med. **96**, 625 (1952).

GRAEFF, H., BELLER, F. K.: Hematological studies during endotoxin infusion in rabbits. Thrombos. Diathes. haemorrh. (Stuttg.) **20**, 420–429 (1968).

— KUHN, W., BLEYL, U.: Verbrauchskoagulopathie und Lysekoagulopathie bei menschlichen Äquivalenten des Sanarelli-Shwartzman-Phänomens (generalisiertes Shwartzman-Phänomen). Thrombos. Diathes. haemorrh. (Stuttg.) **17**, 144–155 (1967).

HADDY, F. J.: Effect of histamine on small and large vessel pressures in the dog foreleg. Amer. J. Physiol. **198**, 161 (1960).

HALBERSTADT, E., HELLER, L.: Der bakterielle Schock beim septischen Abort. Münch. med. Wschr. **110**, 2122–2127 (1968).

HALLER, R. M.: Experimentelle Nebennierenblutungen an antikoagulierten Ratten, ausgelöst durch Stimulation der Nebenniere. Virchows Arch. path. Anat. 346, 204 (1969).

HARDAWAY, R. M.: Syndromes of disseminated intravascular coagulation. Springfield (Ill.): Ch. C. Thomas 1966.

HENRY, J. N.: The effect of shock on pulmonary alveolar surfactant. Its role in refractory respiratory insufficiency of the critically ill or severely injured patient. J. Trauma 8, 756 (1968).

HERSCHLEIN, H. J., STEICHELE, D. F.: Immunochemischer Nachweis von Fibrinogenderivaten im Urin bei Verbrauchskoagulopathien. Thrombos. Diathes. haemorrh. (Stuttg.) 19, 248 (1968).

HINSHAW, L. B., EMERSON, TH. E., IAMPIETRO, P. F., BRAKE, CH. M.: A comparative study of the hemodynamic actions of histamine and endotoxin. Amer. J. Physiol. 203, 600–606 (1962).

— GILBERT, R. P., KUIDA, H., VISSCHER, M. B.: Peripheral resistance changes and blood pooling after endotoxin eviscerated dogs. Amer. J. Physiol. 195, 631 (1958).

— JORDAN, M. M., VICK, J. A.: Histamine release and endotoxin shock in the primate. J. clin. Invest. 40, 1631 (1961).

— SPINK, W. W., VICK, J. A., MALLET, E., FINSTAD, J.: Effect of endotoxin on kidney function and renal hemodynamics. Amer. J. Physiol. 201, 144 (1961).

— VICK, J. A., CARLSON, C. H., FAN, Y. L.: Role of histamine in endotoxin shock. Proc. Soc. exp. Biol. (N. Y.) 104, 379 (1960).

HORN, R. G., COLLINS, R. D.: Generalized Shwartzman reaction (GRS). Role of granulocytes. Fed. Proc. 26, 627 (1967).

— — Studies on the pathogenesis of the generalized Shwartzman reaction. The role of granulocytes. Lab. Invest. 18, 101–107 (1968).

HUTH, K., MÜLLER-BERGHAUS, G., KRECKE, H.-J., LASCH, H. G.: Das Verhalten der Blutlipide beim generalisierten Sanarelli-Shwartzman-Phänomen. Verh. dtsch. Ges. inn. Med. 70, 437 (1964).

— SCHOENBORN, W., KNORPP, KL.: Experimentelle Verbrauchskoagulopathie nach intravenöser Zufuhr von Fett und Endotoxin. Thrombos. Diathes. haemorrh. (Stuttg.) 17, 129–143 (1967).

JENNY, J., DUCKERT, F.: Blood coagulation relations in viable nonasphyxial newborn infants after normal delivery and pregnancy. Gynaecologia (Basel) 135, 125 (1963).

KLEINMAIER, H., GOERGEN, K., LASCH, H. G., KRECKE, H.-J., BOHLE, A.: Untersuchungen zur Frage der Gerinnungsstörung beim Sanarelli-Shwartzman-Phänomen (sog. generalisierten Shwartzman-Phänomen) des Kaninchens. Z. ges. exp. Med. 132, 275–294 (1959).

KORN, K. J.: Haemorrhagisch-nekrotisierende Pankreatitis durch lokales Shwartzman-Phänomen. Frankfurt. Z. Path. 73, 203–227 (1963).

KORST, D. R., KRATOCHVIL, C. H.: "Cryofibrinogen" in case of lung neoplasm associated with thrombophlebitis migrans. Blood 10, 945–953 (1955).

KUHN, W., GRAEFF, H., BLEYL, U.: Disseminierte intravaskuläre Gerinnung im fetalen Organismus bei septischen Komplikationen in der Schwangerschaft. Berlin-Heidelberg-New York: Springer 1969 (im Druck).

— — — Gerinnungsstörung in der Geburtshilfe. Stuttgart: G. Thieme 1970.

— MAUS, H., GRAEFF, H.: Klinik des Endotoxinschocks beim infizierten Abort. Gynäkologe 1, 18–31 (1969).

KUIDA, H., GILBERT, R. P., HINSHAW, L. B., BRUNSON, J. G., VISSCHER, M. B.: Species differences in effect of gramnegative endotoxin on circulation. Amer. J. Physiol. 200, 1197 (1961).

Kuida, H., Hinshaw, L. B., Gilbert, R. P., Visscher, M. B.: The effect of gram-negative endotoxin on the pulmonary circulation. Amer. J. Physiol. **192**, 335 (1958).

Kwaan, H. M., Weil, M. H.: Differences in the mechanism of shock caused by bacterial infections. Surg. Gynec. Obstet. **128**, 37 (1969).

Lasch, H. G.: Zur Pathophysiologie und Klinik des Sanarelli-Shwartzman-Phänomens. Thrombos. Diathes. haemorrh. (Stuttg.) Suppl. **14**, 63 (1964).

— Heene, D. L., Huth, K., Sandritter, W.: Pathophysiology, clinical manifestations and therapy of consumption-coagulopathy ("Verbrauchskoagulopathie"). Amer. J. Cardiol. **20**, 381–391 (1967).

— Krecke, H.-J., Rodriguez-Erdmann, F., Sessner, H. H., Schütterle, G.: Verbrauchskoagulopathie (Pathogenese und Therapie). Folia haemat. N.F. **1**, 325 (1961).

Lee, J. S.: Microscopic observations on the action of histamine on small blood vessels. Amer. J. Physiol. **190**, 503 (1957).

— Reticuloendothelial clearance of circulating fibrin in the pathogenesis of the generalized Shwartzman reaction. J. exp. Med. **115**, 1065 (1962).

Lindqvist, B., Erlanson, P., Brun, A.: Acta med. scand. **173**, 561 (1963).

Lipinski, B., Wegrzynowcz, Z., Budzynski, A. Z., Kopec, M., Latallo, Z. S., Kowalski, E.: Unclottable complexes formed in the presence of fibrinogen degradation products (FDP) during the fibrinogen-fibrin-conversion and their potential significance in pathology. Thrombos. Diathes. haemorrh. (Stuttg.) **17**, 65–77 (1967).

Margaretten, W., Zunker, H. O., McKay, D. G.: Production of the generalized Shwartzman reaction in pregnant rats by intravenous infusion of thrombin. Lab. Invest. **13**, 552 (1964).

Martin, A. M., Soloway, H. B., Simmons, R. L.: Pathologic anatomy of the lungs following shock and trauma. J. Trauma **8**, 687–698 (1969).

McKay, D. G.: Disseminated intravscular coagulation. An intermediary mechanism of disease. New York Hoeber medical Div. Evanston London: Harper and Row Publishers 1965.

— Experimental aspects of the Shwartzman-phenomenon. Proc. Dijkzigt Conference Rotterdam. Excerpta medica Foundation, p. 55–67 (1966).

— Jewett, J. F., Reid, D. E.: Endotoxin shock and the generalized Shwartzman reaction in pregnancy. Amer. J. Obstet. Gynec. **78**, 546–566 (1959).

— Margaretten, W., Csavossi, I.: An electron microscope study of the effects of bacterial endotoxin on the blood vascular system. Lab. Invest. **15**, 1815 bis 1829 (1966).

— — — An electron microscope study of endotoxin shock in rhesus monkeys. Surg. Gynec. Obstet. **125**, 825–832 (1967).

— Shapiro, S. S.: Alterations in the blood coagulation system induced by bacterial endotoxin I. In vivo (generalized Shwartzman reaction). J. exp. Med. **107**, 353 (1958).

— — Alterations in the blood coagulation system induced by bacterial endotoxin II. In vitro. J. exp. Med. **107**, 369 (1958).

McLean, L. D., Mulligan, W. G., McLean, A. P. H., Duff, J. H.: Patterns of septic shock in man, a detailed study of 56 patients. Ann. Surg. **166**, 543 bis 562 (1967).

Molitor, K.: Akute postpartale Hypophysenschädigung (Morbus Sheehan) mit tödlichem Ausgang. Zbl. Gynäk. **87**, 1616–1621 (1965).

Mookerjee, B. K., Bilefsky, R., Kendall, A. G., Dossetor, J. B.: Generalized Shwartzman reaction due to gram-negative septicemia after abortion: recovery after bilateral cortical necrosis. Canad. med. Ass. J. **98**, 578–583 (1968).

NIEWIAROWSKI, S., KOWALSKI, E.: Un nouvel anticoagulant dérivé du fibrinogène. Rev. Hémat. **13**, 320 (1958).

NOYES, H. E., SANFORD, J. P., NELSON, R. M.: Effect of chlorpromazine and dibenzyline on bacterial toxins. Proc. Soc. exp. Biol. (N.Y.) **92**, 617 (1956).

NUSSENZWEIG, V., SELIGMAN, M., GRABAR, P.: Les produits de dégradation du fibrinogène humain par la plasmine. II. Etude immunologique: mise en évidence d'anticorps antifibrinogène natif possédant des spécifités différentes. Ann. Inst. Pasteur **101**, 104 (1961).

PFAU, P., LASCH, H. G., GÜNTHER, O.: Sanarelli-Shwartzman-Phänomen bei febrilen Fehlgeburten und schweren Schock- und Blutungszuständen in der Geburtshilfe. Gynaecologia (Basel) **150**, 17 (1960).

PHILLIPS, L. L., MARGARETTEN, W., MCKAY, D. G.: Changes in the fibrinolytic enzyme system following intravascular coagulation induced by thrombin and endotoxin. Amer. J. Obstet. Gynec. **100**, 319–330 (1968).

— SKRODELIS, V.: A comparison of the fibrinolytic enzyme system in maternal and umbilical cord blood. Pediatrics **22**, 715 (1958).

— — Chemical studies of the fibrinolytic enzyme system. J. clin. Invest. **37**, 965 (1958).

— — QUIGLEY JR., H. J.: Intravascular coagulation and fibrinolysis in septic abortion. Obstet. and Gynec. **30**, 350–361 (1967).

PROSE, PH. H., LEE, L., BALK, S. D.: Electron microscopic study of the phagocytic fibrin-clearing mechanism. Amer. J. Path. **47**, 403–418 (1965).

QUIE, P. G., WANNAMAKER, L. W.: The plasminogen plasmin system of newborn infants. Amer. J. Dis. Child. **100**, 836 (1960).

REGOECZI, E., RUBENBERG, M. L., BRAIN, M. C.: Intravascular haemolysis and disseminated intravascular coagulation. Lancet I, 601–602 (1967).

RODRIGUEZ-ERDMANN, F.: Studies on the pathogenesis of the generalized Shwartzman reaction. I. Alterations in the coagulation system during the generalized Shwartzman reaction of the pregnant rabbit. Thrombos. Diathes. haemorrh. (Stuttg.) **12**, 452 (1964).

ROSENBERG, J. C., LILLEHEI, R. C., LONGERBEAM, J., ZIMMERMANN, B.: Studies on the hemorrhagic and endotoxin shock in relation to vasomotoric changes and endogenous circulating epinephrine, norepinephrine, and serotonin. Ann. Surg. **154**, 611 (1961).

SAMARTZIS, E. A., COOK, C. D.: The relationship between age and fibrinolytic activity of serum. Acta paediat. (Uppsala) **49**, 724–726 (1960).

— — RUDOLPH, A. J.: Fibrinolytic activity in the serum of infants with and without hyaline membrane disease. Acta paediatr. (Uppsala) **49**, 727 (1960).

SCHWARZ, R. H., EMICH, I. P.: Review of 12 deaths occurring in abortion with endotoxin shock. Obstet. and Gynec. **26**, 767 (1965).

SEELER, R. A., FORMAN, E. N., BOLGER, J. F., ABILGAARD, CH. F., SCHULMANN, I.: Induction of intravascular coagulation and renal cortical necrosis in rabbits by simultaneous injection of thorotrast and endotoxin. Brit. J. Haemat. **16**, 501–505 (1969).

SHAINOFF, J. R., PAGE, I. H.: Cofibrins and fibrin intermediates as indicators of thrombin activity in vivo. Circulat. Res. **8**, 1013 (1960).

SHEEHAN, H. L., MURDOCH, R.: Post-patum necrosis of anterior pituitary: pathologic and clinical aspects. J. Obstet. Gynaec. Brit. Emp. **45**, 456 (1938).

SKJÖRTEN, F.: Bilateral cortical necrosis and the generalized Shwartzman reaction. I. Review of literature and report of seven cases. Acta path. microbiol. scand. **61**, 394–404 (1964).

— Generalized Shwartzman reaction. Histopathological findings in six fatal cases with widespread lesions. Acta path. microbiol. scand. **68**, 517–534 (1966).

Smith, St. P., Nuckolls, J. W., Horn, R. G., Collins, R. D.: Pathogenesis of the generalized Shwartzman reaction. Arch. Path. **85**, 459 (1968).

Spaet, Th. H., Horowitz, H. I., Zucker-Franklin, D., Cintron, J., Biezenski, J. J.: Reticuloendothelial clearance of blood thromboplastin by rats. Blood **17**, 196–205 (1961).

Stetson, C. A.: Studies on the mechanism of the Shwartzman-Phenomenon. Certain factors involved in the production of local haemorrhagic necrosis. J. exp. Med. **93**, 489 (1951).

Stevenson, C. S., Yang, C.: Septic abortion with shock. Amer. J. Obstet. Gynec. **83**, 1229 (1962).

Studdiford, W., Douglas, C. W.: Placental bacterimia: a significant finding in septic abortion accompanied by vascular collapse. Amer. J. Obstet. Gynec. **71**, 842 (1956).

Thal, A., Brackney, E.: Acute hemorrhagic pancreatic necrosis produced by local Shwartzman reaction. J. Amer. med. Ass. **155**, 569–574 (1954).

Theiss, W., Graeff, H., Bleyl, U., Immich, H., Kuhn, W.: Reversible Stadien intravaskulärer Gerinnung und ihre Auswirkungen auf Nierenfunktion und Urokinaseausscheidung beim Kaninchen. (Zur Veröffentlichung eingereicht.) 1969.

Thomas, L.: Possible role of leukocyte granules in the Shwartzman and Arthus reactions. Proc. Soc. exp. Biol. (N.Y.) **115**, 235 (1964).

– Good, R. A.: Studies on the generalized Shwartzman reaction. I. General observations concerning the phenomenon. J. exp. Med. **96**, 605 (1952).

Urbascheck, B., Koslowski, L., Versteyl, R., Götte, D.: 103. Untersuchungen über die Wirkungsweise bakterieller Endotoxine. Langenbecks Arch. klin. Chir. **316**, 670–672 (1966).

Vazguez, J. J., Dixon, F. J.: Fed. Proc. **17**, 1820 (1958).

Vertel, R. M., Knochel, J. P.: Nonoliguric acute renal failure. J. Amer. med. Ass. **200**, 598 (1967).

Weil, M. H., MacLean, L. D., Visscher, M. B., Spink, W. W.: Studies on the circulatory changes in the dog produced by endotoxin from gram-negative microorganisms. J. clin. Invest. **35**, 1191 (1956).

Wiener, J., Spiro, D., Margaretten, W.: An electron microscopic study of the reticuloendothelial system blockade. Amer. J. Path. **45**, 783–803 (1964).

Wong, T. C.: A study of the generalized Shwartzman reaction in pregnant rats induced by bacterial endotoxin. Amer. J. Obstet. Gynec. **84**, 786 (1962).

Zander, J. (Hrsg.): Septischer Abort und bakterieller Schock. Heidelberg-Berlin-New York: Springer 1968.

– Holzmann, K.: Störungen des menstruellen Zyklus und ihre Behandlung. In: Gynäkologie und Geburtshilfe, Bd. I, S. 353, Hrsg.: O. Kaiser, V. Friedberg, K. G. Ober, K. Thomsen und J. Zander. Stuttgart: G. Thieme 1969.

Darmtoxine im Schock

Von **C. Burri**

Aus der Chirurgischen Universitätsklinik Basel
(Vorsteher: Prof. Dr. M. Allgöwer)

Die klinischen Verläufe von septischen Zustandsbildern verursacht durch gramnegative Keime sind schwer; die Sterblichkeit auch unter Einsatz aller heute zur Verfügung stehenden Mittel hoch. Als ätiologisches Moment stehen die bakteriellen Toxine fest. Im Tierversuch findet sich zwischen den Verläufen im irreversiblen Volumenmangelschock und Endotoxinschock eine weitgehende Übereinstimmung. Für den fatalen Verlauf beim hämorrhagischen Schock sind zahlreiche Faktoren verantwortlich gemacht worden, darunter auch bakterielle Toxine.

Durchblutungsmessungen verschiedener Stromgebiete haben ergeben, daß im Schock die Blutversorgung des Darmes am stärksten eingeschränkt wird (Lillehei), während in der A. carotis noch 70%, in der A. renalis 50% der normalen Blutmenge zirkulieren, ist die Durchblutung der A. mesenterica cranialis auf weniger als 10% herabgesetzt. Die Folge dieser ausgeprägten capillären Stase sind hypoxische Schädigungen der Darmwand mit Permeabilitätsstörungen in beiden Richtungen: Blutproteine können einerseits in den Darm übertreten (Lillehei), und andererseits gelangen toxische Produkte aus dem Darm in den Kreislauf (Fine).

Nach Fine sollen im Darmlumen aus den natürlich vorhandenen gramnegativen Keimen Endotoxine freigesetzt werden, die infolge der erwähnten Permeabilitätsstörungen in den Portalkreislauf gelangen. Das durch die schockbedingte Hypoxie geschädigte reticuloendotheliale System vermag in der Leber das toxinbeladene Blut nicht zu entgiften und die Endotoxine gelangen in den Kreislauf, wo ihre fatale Wirkung zur Entfaltung kommen kann. Andere Untersucher konnten diese Befunde nicht bestätigen, darunter auch Lillehei, nach diesem Autor gelangen Blutbestandteile in die geschädigten Darmabschnitte, erlangen dort toxische Eigenschaften und werden rückresorbiert.

Aufgrund dieser Untersuchungsergebnisse schien es uns von Interesse, im Tierversuch das Entstehen toxischer Faktoren in verschiedenen Organen während eines Volumenmangelschocks zu prüfen. Das Versuchstier war das Kaninchen, es wurde einem hämorrhagischen Schock von mindestens

$2^1/_2$ Std Dauer oder aber einem 12stündigen Verbrennungsschock ausgesetzt. Nach Entbluten entnahmen wir den Versuchstieren verschiedene Organe und Pfortaderblut, die durch Homogenisieren, Lyophilisieren und nach Sterilisation mit gespanntem Äthylenoxyd zu leicht injizierbaren Substraten verarbeitet wurden. Diese Homogenisate wurden weißen Mäusen verschiedener Inzuchtstämme intraperitoneal injiziert, die Letalität und die autoptischen Organbefunde festgehalten.

Die Homogenisate aus Pfortaderblut und der Niere zeigten bei Mengen von 12,5 mg Trockensubstanz pro g KG keine Unterschiede in der Sterblichkeit der weißen Mäuse. Ebenso verlief der Versuch mit gleichen Mengen Lebersubstraten negativ. Eine höhere Dosierung der Leberhomogenisate mit 25 mg Trockensubstanz bewirkte eine erhöhte Sterblichkeit für die Leber schockierter Tiere. Die Unterschiede waren jedoch statistisch nicht signifikant.

Nach der Injektion von Darmwand fanden wir bei den Kontrollhomogenisaten eine Letalität um 14%, bei den Homogenisaten schockierter Tiere eine solche von 84%. Der Darminhalt der Kontrolltiere verursachte eine Sterblichkeit um 32%, derjenige der schockierten Tiere von 90%. Bei der Autopsie der Mäuse fanden sich nur nach Gabe von Darmwand und Darminhalt bei den Empfängertieren makroskopisch erkennbare pathologisch-anatomische Veränderungen in Form von Hämorrhagien im Bereiche des Dünndarmes.

Aufgrund dieser Erkenntnisse konzentrierten wir unsere Bemühungen auf die weitere Untersuchung von Darmwand und Darminhalt:

Die Darmwand der Kontrollen verursachte eine Sterblichkeit von 18%, diejenige der Schocktiere von 77%. Wurde Darmwand von Schocktieren an endotoxin-resistente Tiere verabreicht, blieb die Letalität mit 74% praktisch gleich hoch (Tab. 1). Die Endotoxinresistenz wurde durch steigende Dosis von Endotoxin während 3 Tagen vor dem Versuch erreicht. Die Prüfung der Resistenz ergab eine Toleranz bis zur 10fachen Menge der LD 50 am Versuchstag.

Die Homogenisate von Darminhalt der Kontrolltiere bewirkten eine Sterblichkeit um 26%, diejenigen der Schocktiere um 86%. Die Verabreichung von Darminhalthomogenisaten schockierter Tiere an endotoxin-resistente Mäuse setzte die Sterblichkeit auf 23% herab (Tab. 1). Die Ergebnisse dieser Versuchsreihe (je 20 Kaninchen, 100 Mäuse pro getestetes Homogenisat) lassen darauf schließen, daß sowohl in der Darmwand wie auch im Darmlumen toxische Substanzen entstehen. Die Toxine des Darminhaltes sind wahrscheinlich Endotoxine oder endotoxin-ähnliche Substanzen. In der Darmwand selbst kann ein anderes toxisches Prinzip nachgewiesen werden.

Um die Möglichkeit des Entstehens toxischer Substanzen aus Blutzellen, die durch die Permeabilitätsveränderungen der Darmwand ins Lumen eingedrungen sind, zu prüfen, wurde bei 10 Kaninchen die Blutzirkulation zum Darm durch Ligatur der entsprechenden Gefäße verhindert:

Die Homogenisate der Kontrolltiere bewirkten eine ähnliche Sterblichkeit der Mäuse wie im vorangegangenen Versuch. Das Substrat aus der nicht durchbluteten Darmwand ergab eine Letalität von 70 %, bei endotoxinresistenten Mäusen eine solche von 68 %. Die Sterblichkeit nach Verabreichung des Inhaltes aus dem zirkulationsfreien Darm seinerseits verursachte eine Letalität von 60 %, bei endotoxin-resistenten Mäusen von 4 % (Tab. 1).

Tabelle 1. *Letalität weißer Inzuchtmäuse nach intraperitonealer Injektion verschiedener Homogenisate von schockierten und gesunden Kaninchen*

n	Kaninchen	Substrat	n	% Letalität unbehandelte Mäuse	endotoxin res. Mäuse
20	Kontrolle	Darmwand	100	18 %	—
20	hypovolämisch	Darmwand	100	77 %	74 %
20	Kontrolle	Darminhalt	100	26 %	—
20	hypovolämisch	Darminhalt	100	86 %	23 %
10	Kontrolle	Darmwand	50	14 %	—
10	Ligierte Darmgefäße	Darmwand	50	76 %	68 %
10	Kontrolle	Darminhalt	50	16 %	—
10	Ligierte Darmgefäße	Darminhalt	50	66 %	4 %
10	Kontrolle	Darmwand	50	14 %	—
10	hypovolämisch	Darmwand	50	70 %	—
10	hypovolämisch mit durchgespültem Darm	Darmwand	50	70 %	—

Es kann demnach gefolgert werden, daß die toxischen Produkte in der hypoxischen Darmwand und im Darmlumen selbst entstehen und nicht von außen her in das Organ gelangen.

Es bestand nun noch die Möglichkeit, daß die giftigen Produkte in der Darmwand aus dem Darmlumen resorbierte Toxine darstellen konnten. Der Nachweis, daß es sich dabei nicht um Endotoxine handeln kann, wurde bereits erbracht. In einem weiteren Versuch wurde bei 10 Kaninchen ein Dünndarmstück von ca. 80 cm Länge aus der Darmkontinuität herausgenommen und beide Enden im Sinne eines Anus praeter in die Bauchdecken eingenäht. Die im Abdomen verbleibenden beiden Darmenden wurden mit einer einschichtigen Naht anastomosiert. Anschließend setzten wir die Tiere unter den beschriebenen Bedingungen einem hämorrhagischen Schock aus, wobei die isolierte Darmschlinge zunächst mechanisch gereinigt und anschließend mit einer Neomycinlösung durchspült wurde.

Die Homogenisate von unbehandelter Darmwand verursachte bei den weißen Mäusen wiederum eine Sterblichkeit von 70 %. Diese Letalität wurde ebenso nach Verabreichung der vom Darminhalt und entsprechenden Darmbakterien gereinigter Darmwand erreicht. Die Letalität für den Kontrolldarm blieb mit 14 % signifikant tiefer (Tab. 1).

Die Zunahme der Toxicität des Darminhaltes im Volumenmangelschock und die größere Resistenz der mit Endotoxin vorbehandelten Mäuse gegen dieses Substrat scheint eine Stütze für die Ansicht Fines darzustellen, wonach es in schweren Schockzuständen zu einem vermehrten Anfall von Endotoxin käme, dem eine verminderte Entgiftung durch die Leber entgegenstünde. Daneben scheinen aber auch in der Darmwand Toxine zu entstehen, die bei normalen und endotoxin-resistenten Mäusen gleicherweise aktiv sind. Die enterogene Toxinwirkung muß demnach zumindest als Kombination zweier Faktoren aufgefaßt werden, wovon die eine – höchstwahrscheinlich handelt es sich um Endotoxin – aus dem Darmlumen stammt. Es fehlt uns bis jetzt allerdings der sichere Nachweis, daß es in einem solchen Zustand vermehrt zur Resorption gelangt. Ein solcher Mechanismus scheint jedoch angesichts der Darmwandschädigung möglich. Die Wirkung des zweiten, von uns nachgewiesenen, in der Darmwand selbst vorhandenen toxischen Prinzips ist nicht auf Endotoxin zurückzuführen, da es auch in Abwesenheit von Darminhalt und Darmbakterien entsteht. Gegen die Herkunft der giftigen Produkte aus der Blutbahn schließlich spricht das Vorhandensein der Toxine nach Unterbrechung der Blutzufuhr zum Darm.

Literatur

Burri, C., Allgöwer, M.: Die Herstellung steriler Gewebshomogenisate und ihre Prüfung im Tierversuch. Z. ges. exp. Med. **138**, 92 (1964).
– – Intestinale Faktoren im haemorrhagischen Schock. Schweiz. med. Wschr. **95**, 808 (1965).
Fine, J.: The bacterial factor in traumatic shock. Springfield (Ill.): Thomas 1954.
Lillehei, R. C., Longerbeam, J. K., Rosenberg, J. C.: Das Wesen des irreversiblen Schocks. In: Schock (ed.: K. D. Bock). Berlin-Göttingen-Heidelberg: Springer 1962.

Der Endotoxinschock in der Gynäkologie

Von H. Ludwig

Aus der I. Frauenklinik und Hebammenschule der Universität München
(Komm. Direktor: Prof. Dr. med. R. Kaiser)

Studdiford u. Douglas haben 1956 auf kausale Zusammenhänge zwischen septischem Abort und Schock aufmerksam gemacht. Der Begriff „Endotoxinschock" leitet sich aus der experimentellen Literatur ab, die begriffliche Trennung vom bakteriellen bzw. bakteriämischen Schock (Morris) ist nicht scharf.

Der Endotoxinschock in der Gynäkologie ist selten, jedoch eine besonders dramatische Komplikation hochfieberhafter Aborte. Schätzungen der Frequenz in Deutschland liegen bei 2–4 Fällen, bezogen auf alle *hochfieberhaften* Aborte [J. Zander (Herausg.): Septischer Abort und bakterieller Schock, Springer, 1968, S. 97–98)]. Die Mortalität wird auf 60–80% geschätzt; neue und vor allem mehrgleisige Behandlungsverfahren dürften sie auf 30–50% gesenkt haben.

Pathogenese

Dem Endotoxinschock geht in der überwiegenden Mehrzahl der Fälle eine Infektion des zumeist unreifen Schwangerschaftsproduktes mit gramnegativen Erregern (E. coli, Klebsiellen, Enterokokken) voraus. „Endotoxinschock" ist auch nach Infektionen mit nicht endotoxinbildenden grampositiven Keimen beschrieben worden (Staphylokokken, Streptokokken, Clostridien), sowie bei weiteren gramnegativen Keimen (Proteus, Pseudomonas). Der Infektionsweg ist ascendierend und wird durch intravaginal bzw. intrauterin eingebrachte Spülflüssigkeiten mit Seifen- oder Detergentienzusatz gebahnt. Die durch solche Zusätze ausgelösten nekrobiotischen Vorgänge in den Hohlräumen des inneren weiblichen Genitales begünstigen lokale Ausbreitung und Einschwemmung der Keime in die Blutbahn. Die Erreger stammen in der Regel aus der Anogenitalregion der Schwangeren. In der Uteruswand, im Chorion und Amnion findet man Bakterienrasen. Die gewebliche Abwehrreaktion entspricht nicht dem Bild der eitrigen Metritis. Häufig fällt der hohe Anteil rundkerniger Zellen auf, der

Entzündungswall ist vielfach von Blutungen durchsetzt. Entsprechend diesem geweblichen Befund herrschen nicht eitrige Absonderungen vor, sondern man findet eher trübseröse, oft auch nur schwache „torpide" Sekretionen aus dem Cervicalkanal.

Der Endotoxinschock ist auch bei Amnioninfektionssyndrom in der Spätschwangerschaft und nach Pyelonephritis in der zweiten Schwangerschaftshälfte beobachtet worden (Cavanagh und McLeod).

Die intrauterine Infektion führt zu einer fortschreitenden bakteriellen Besiedlung der Uterushöhle nicht selten unter Einbeziehung der Tuben, vor allem aber zu einer Einschwemmung von bakteriellem Endotoxin in den Kreislauf. Diese Endotoxineinschwemmung kann durch antibiotische Behandlung provoziert oder verstärkt werden. Nach Erschöpfung der Absorptionsfunktion des reticuloendothelialen Systems führt die Überschwemmung des Kreislaufs mit Endotoxin zu Vasoconstriction, Plasmadiapedese ins Gewebe, Veränderungen der Endothel-Thrombocyten-Homoiostase mit dem Endprodukt der *disseminierten, intravasculären Gerinnung*. Die tatsächliche Wirkung des Endotoxins auf Plättchen und Plasmafaktoren ist bisher nicht bekannt. Die Disposition bestimmter Organe zu Thrombocyten-Fibrin-Aggregaten bzw. „Mikrothrombosen" ist unverkennbar und hängt vermutlich nicht zuletzt auch vom aktuellen Durchströmungsgrad des Organs bzw. Organsegmentes ab (Selye). Die Durchblutungsstörung des betreffenden Organs, fixiert durch verstopfte Gefäßstrecken (Capillaren und postcapillaren Strecken), zieht eine fortschreitende Sauerstoffschuld des Organs nach sich. Der Grenzwert dieser Sauerstoffschuld, bezogen auf den Gesamtorganismus, muß bei etwa 120 ml/kg angenommen werden. Jenseits dieser summierten Sauerstoffschuld kann man experimentell die dann eingetretene Irreversibilität des Schocks nicht mehr durchbrechen.

Besonders disponierte Organe sind: Niere, Lunge, ZNS; charakteristische Befunde lassen sich meist aber auch an Nebenniere, Hypophyse, Haut und Muskulatur erheben. „Mikrothrombose" der Capillarbahn der Lunge führt zur Rechtsinsuffizienz infolge Widerstandserhöhung im kleinen Kreislauf, die Obstruktion von Glomeruli hat akutes Nierenversagen und sekundär die partielle oder totale Nierenrindennekrose zur Folge, die Nebenniere reagiert mit hämorrhagischer Erweichung, auf disseminierte Erweichungsherde und Blutungen trifft man bei der histologischen Untersuchung des Gehirns und der Hypophyse.

Die funktionelle Kreislaufreaktion auf Endotoxineinschwemmung ist, in Abhängigkeit von der Abräumkapazität des RHS[1], verschieden und reicht

---

[1] Wahrscheinlich beruht das Überwiegen älterer Patientinnen unter den Fällen mit Endotoxinschock in der Gynäkologie auf einer altersbedingten Einschränkung der Abräumkapazität des RHS.

von flüchtiger Hypotonie[2] bis zum schweren, therapeutisch kaum mehr beeinflußbaren Schock.

Man hat theoretisch versucht, die *direkte* Endotoxinwirkung, vor allem auf Gehirn und übergeordnete Kreislaufzentren, von der *indirekten* Endotoxinwirkung auf die Homoiostase zwischen Gefäßwand und Gefäßinhalt (Disposition zur disseminierten Ausfällung von Fibrin an Thrombocytenaggregaten, möglicherweise als Ausdruck einer vorausgehenden Sensibilisierung durch unterschwellige Endotoxineinschwemmung) zu trennen. Diese Trennung bringt jedoch keinen Gewinn für das therapeutische Konzept.

Symptomatologie

Die im folgenden skizzierten symptomatologischen Kriterien sind einzeln nicht obligat. Das Typische ist ihre Kombination in Verbindung mit Bestrebungen zur fieberhaften Fehlgeburt. Das Schwangerschaftsprodukt ist in der Regel noch nicht ausgestoßen, wenn die Schocksymptomatik einsetzt.

Auf die zugrundeliegende Infektion sind fieberhafte Reaktionen zurückzuführen, die oft mit wiederholten Schüttelfrösten verlaufen.

Der Puls ist schnell und flach, der Blutdruck erniedrigt, die Blutdruckamplitude klein, die Akren sind kalt. In Abhängigkeit von Schwere und Akuität der Niereninsuffizienz ist die Diurese eingeschränkt, oft auf Werte von weniger als 10 ml/Std. Die Natriumausscheidung ist gesteigert, die Kreatininclearance vermindert.

Die Kranken atmen schnell und flach, der zentrale Venendruck kann als Ausdruck der Widerstandserhöhung im kleinen Kreislauf erhöht sein.

Das Bewußtsein ist getrübt. Spontanschmerzen stehen nicht im Vordergrund. In der Regel werden nur dumpfe, schmerzhafte Sensationen im Abdomen und in den Gliedern angegeben. Der gynäkologische Tastbefund offenbart eine auffallende Diskrepanz zwischen Lokalbefund und Schwere der allgemeinen Symptomatik. Die uterine Blutung ist in der Regel nur schwach oder fehlt ganz, Haut- und Schleimhautblutungen mit flochstichartigen, typisch thrombopenischen Manifestationen sind häufiger.

Die hämostaseologische Analyse ergibt charakteristische Befunde: Thrombozytenzahlen erniedrigt, Partialthromboplastinzeit verlängert, Fibrinogen vermindert, Aktivierbarkeit der Fibrinolyse im Plasma vermindert (Euglobulinlysezeit verlängert), Fibrinspaltprodukte und Fibrinmonomere im Plasma vermehrt (Äthanoltest nach GODAL u. ABILDGAARD positiv).

---

[2] Wir vermuten, daß Initialphasen von Endotoxinschock vor allem bei jüngeren Patientinnen häufiger sind, als bisher angenommen und nachgewiesen werden konnte.

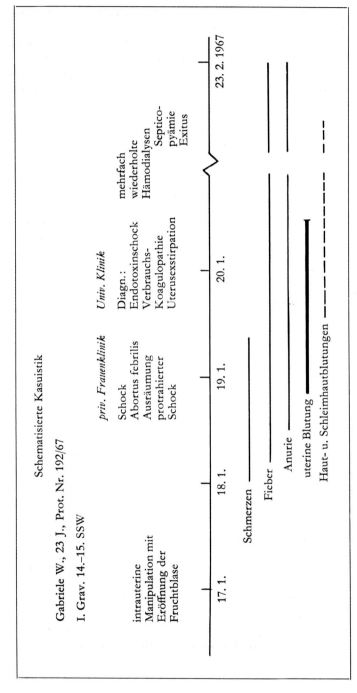

Abb. 1. Endotoxinschock bei febrilem Abort

Eine erschöpfende Darstellung der Symptomatologie des Endotoxinschocks bei infiziertem Abort bringen KUHN, MAUS u. GRAEFF (1969).
DOUGLAS, BELLER u. DEBROVNER haben 1963 eine biologische Nachweis-
methode für zirkulierendes Endotoxin angegeben. Diese beruht darauf, daß
lokal injiziertes Adrenalin bei Kaninchen nach intravenöser Vorausgabe
von Endotoxinplasma zu cutanen Nekrosen führt. Der Test wird frühestens
4 Std nach der Injektion von Endotoxinplasma positiv.

Kasuistik

Fall 1 (Abb. 1).

23jährige I. Grav. erkrankt mit einem symptomfreien *Intervall* von 36 Std
nach vorausgegangener intrauteriner Manipulation mit Schmerzen, Fieber,
schließlich Schock. Die Abortausräumung erfolgt im Schock (14. SSW.),
anschließend profuse uterine Blutung. Uterusexstirpation 24 Std nach Einsetzen der Schocksymptomatik. Es bestehen Zeichen der Verbrauchskoagulopathie. Die Anurie kann nicht durchbrochen werden. Mehrfache Hämo-
dialysen sind erforderlich, so kann die Kranke zunächst am Leben erhalten
werden. Exitus am 37. Tag an den Folgen einer Septicopyämie, ausgehend
von *secundär infizierten Nieren.*

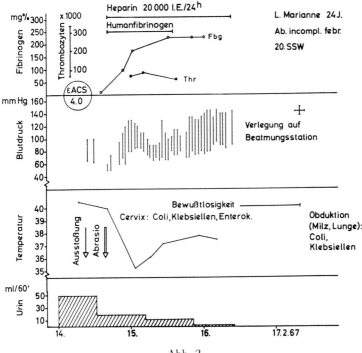

Abb. 2

Obduktionsbefund: Zurückliegende Nierenrindennekrose, hämorrhagische Erweichung der Nebennieren, multiple Absceßbildung in beiden Nieren, Sepsis.

Fall 2 (Abb. 2).

24jährige I. Grav. kam mit beginnendem hochfieberhaftem Abort in der 20. SSW. zur Aufnahme. Das Schwangerschaftsprodukt wurde bis auf Placentareste spontan ausgestoßen. Unmittelbar nach der Ausstoßung starke uterine Nachblutung. Deshalb *Abrasio* und *EACA* (4,0 i. v.). Nach der Abrasio andauernde, schwächere uterine Blutung, ungerinnbar, Blutdruckabfall, Verminderung der Urinausscheidung. Thrombocyten 50 000–100 000, Fibrinogen unter 20 mg %. Behandlung *6 Std nach Beginn der Schocksymptomatik* mit Heparin, Substitution von Humanfibrinogen, Antibiotica. Entfieberung. Fortschreitende Niereninsuffizienz bis zur Anurie. Am 3. Krankheitstag Bewußtseinstrübung. Tachypnoe, Dauerbeatmung nach Tracheotomie. Exitus.

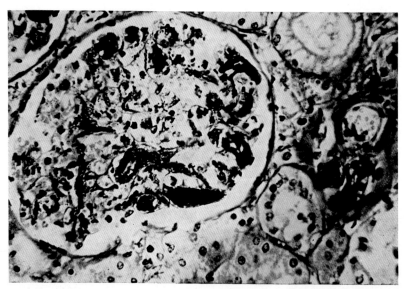

Abb. 3. Ausschnitt aus der Nierenrinde, 4. Tag nach Abortabrasio und Endotoxinschock. Massive Fibrinpräzipitate in den Glomerulumcapillaren, Bowmanscher Kapselraum frei. Mikrothrombose der benachbarten intertubulären Gefäße. Tubulusepithel noch gut erhalten, vereinzelt körnige Degeneration des Tubulusepithels. Die Verlegung der Glomerulumstrombahn geht der ischämischen Tubulusnekrose voraus. Das Präparat stammt von einem Zeitpunkt innerhalb der Entwicklung der Nierenrindennekrose, zu dem das Glomerulum bereits ausgefallen ist, die benachbarten Tubuli aber noch über ein offenbar funktionsfähiges Epithel verfügen. Färbung nach Ladewig (Fibrin im Original rot), Vergr. 160f (nachvergrößert)

Obduktionsbefund: Beginnende Nierenrindennekrose (Abb. 3), Trübe Schwellung Gehirn und Leber. Mikrothrombose Lungen, Coronargefäße, Muskulatur, Leber. Kleine hämorrhagische Infarkte in den Nebennieren. Bakteriologisch: Coli, Klebsiellen, Enterokokken in Uterus, Milz, Leber.

Fall 3 (Abb. 4).

34jährige III. Grav. Aufnahme mit intermittierenden Temperaturen und beginnendem Abort 14. SSW. Schock. Thrombocyten unter 50 000, Urin unter 10 ml/Std. Endotoxinnachweis nach DOUGLAS et al. positiv. Unmittelbar nach der Aufnahme Streptokinase (1,8 Mill. Chr. E./28^h i. v.), Prednisolon (300 mg/die), Gentamycin (80 mg/die). 6 Std nach Behandlungsbeginn Wiederherstellung normaler Kreislaufverhältnisse, Anstieg der Thrombocyten, rasche Normalisierung der Urinausscheidung. Entfieberung. Fortsetzung der Behandlung mit Heparin. Spätere Ausräumung des Abortes unter Antibiotica und Heparin.

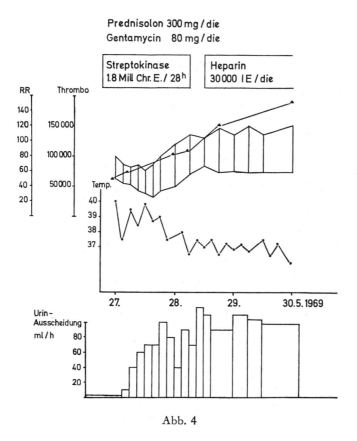

Abb. 4

Aus diesen und anderen klinischen Beobachtungen (Kubli u. Heller, 1963; Graeff u. Bach, 1965; Ludwig u. Keck, 1968; Kuhn, Maus u. Graeff, 1969) gehen einige Diskussionspunkte hervor, die für den Endotoxinschock in der Gynäkologie besonders zu unterstreichen sind:

1. Es besteht ein zeitliches Intervall zwischen Bahnung der Infektion und dem Endotoxinschock.

2. Die Schocksymptomatik geht der klinischen Manifestation einer Verbrauchscoagulopathie voraus.

3. Nierenfunktion und Thrombocytenzahl sind wichtige, vorrangige Verdachtsmomente.

4. Auch bei profuser uteriner Blutung besteht eine absolute Kontraindikation für Fibrinolyse-Inhibitoren, falls die genannten Verdachtsmomente vorliegen.

5. Die Prophylaxe mit Heparin bzw. ein initialer Therapieversuch mit Streptokinase soll bereits auf Verdacht hin eingeleitet werden. Die Irreversibilität der Mikrozirkulationsveränderungen (Mikrothrombose und Folgen) tritt so schnell ein, daß genügend Zeit bis zur Sicherung der Diagnose nicht zur Verfügung steht.

Therapie

1. Gynäkologische Gesichtspunkte zur Therapie: Die Bekämpfung des Infektionsherdes und Ausgangspunktes der Endotoxineinschwemmung ist nicht ohne Problematik, da über die Blutbahn zugeführte Antibiotika nicht in ausreichender Konzentration und mit genügender Geschwindigkeit an den nekrobiotisch zerfallenden Herd gelangen. Andererseits besteht bei forcierter Entleerung des Uterus die Gefahr explosiver Einschleusung von Keimen und bakteriellem Endotoxins. Für die Behandlung des uterinen Herdes beginnen sich daher folgende Alternativen durchzusetzen:

a) Septischer Abort und geschlossener bzw. ungenügend erweiterter Muttermund mit Schock erfordert ein gynäkologisch *konservatives Vorgehen*. Die Dilatation des Cervicalkanales soll erst erfolgen, wenn die Schocksymptomatik beseitigt und ein ausreichender antibiotischer Schutz gewährleistet ist, wobei die endgültige Wahl des Antibiotikums vom Ergebnis der Keimresistenzbestimmung aus der uterinen Absonderung bzw. aus dem Blut abhängt. Die antibiotische Therapie muß während der konservativen *und* während der folgenden aktiven Behandlungsphase ausreichend aufrecht erhalten werden.

b) Septischer Abort mit genügend (digital eingängig) erweitertem Muttermund und Schock erlaubt die *digitale oder schonend mit der Abortzange vorgenommene Entleerung des Uterus*, nachdem die Schockbehandlung eingeleitet ist. Die Nachcurettage sollte aufgeschoben werden, bis die Schocksymptomatik beseitigt ist und kein Fieber über 38° C mehr besteht. Zwingt eine verstärkte uterine Blutung nach der digitalen Ausräumung des Uterus wegen der damit verbundenen Gefahr des sekundären hämorrhagischen Schocks zur Nachcurettage, so bedarf besonders die Zeit nach der Nachräumung einer besonders aufmerksamen Überwachung. Mit der Wahrscheinlichkeit einer Verschlechterung des Krankheitsbildes durch die Abrasio muß gerechnet werden.

c) Man wird Fällen begegnen, in denen eine vaginale Ausräumung des Uterus nur um den Preis der Verschlechterung der allgemeinen Symptomatik gelingen könnte. Obgleich sich befriedigende Vorhersagen nicht machen lassen, scheinen das vorzugsweise diejenigen Fälle zu sein, bei denen ein ungenügend erweiterter Muttermund mit mäßiger Blutung aus dem Cervicalkanal besteht, die Schocksymptomatik durch hinzutretende Hypovolämie weiter kompliziert wird und pulmonale und cerebrale Symptome sehr früh einsetzen. In diesen Fällen ist die *Exstirpation des Uterus, möglichst unter Mitnahme der Tuben,* bei gleichzeitiger intensiver intraoperativer Schockbehandlung das Mittel der Wahl. Auf die Erhaltung der Fertilität sollte angesichts der sehr schlechten Prognose keine Rücksicht genommen werden. Während der Operation sollten die den Uterus drainierenden Venen so schnell als möglich blockiert werden. Die Mitentfernung der Eileiter empfiehlt sich wegen deren sehr häufiger Beteiligung an der intracanaliculären Besiedelung mit endotoxinbildenden Keimen.

2. Hämatologische Gesichtspunkte zur Therapie: Jeder septische Abort muß als potentieller Endotoxinschock mit der Gefahr der perpetuierten Mikrozirkulationsstörung durch Verbrauchscoagulopathie (H. G. Lasch) angesehen und in Konsequenz dazu prophylaktisch zusätzlich zu der antibiotischen Behandlung und unabhängig vom gynäkologischen Vorgehen mit einer kontinuierlichen Heparin-Infusion (20 000–30 000 I. E./24 Std) versorgt werden. Von Wille wurden 1956 Anticoagulantien beim infizierten Abort empfohlen, um der periuterinen septischen Thrombophlebitis vorzubeugen. Die Heparinprophylaxe wurde von der Univ.-Frauenklinik Heidelberg[3] bei jedem hochfieberhaften Abort empfohlen und diese medikamentöse Prophylaxe des Endotoxinschocks breit begründet. Sie hat sich bisher nach den auch andernorts gesammelten Erfahrungen als das sicherste Vorgehen erwiesen, die Gefahr des Endotoxinschocks bei hochfieberhaftem Abort zu kontrollieren.

Die Diskussion über die Zweckmäßigkeit der Anwendung nativer, polyvalenter Inhibitoren (z. B. Trasylol) beim Endotoxinschock ist noch nicht abgeschlossen. Eine Reihe experimenteller Befunde (A. Meyer; F. K. Mörl; M. Nagel, A. Meyer u. J. Schier) unter der Bedingung einer diffusen Peritonitis mit nachfolgendem Endotoxinschock erweisen den kurativen

---

[3] Siehe J. Zander (Herausg.): Septischer Abort und bakterieller Schock. Springer, Heidelberg 1968.

Effekt bei diesem Modell. In der Gynäkologie ist die Abgrenzung einer Indikation für polyvalente Inhibitoren beim Endotoxinschock von den absoluten Kontraindikationen für synthetische Fibrinolyse-Inhibitoren im Endotoxinschock noch nicht befriedigend gelungen.

Zusammenfassung

Der Endotoxinschock im Zusammenhang mit hochfieberhaften Aborten hat eine hohe Mortalität. Seine Pathogenese ist noch nicht zweifelsfrei geklärt. Für die Klinik lassen sich jedoch eine Reihe von Kriterien angeben, deren Vorhandensein die Diagnose rechtfertigt. Drei kasuistische Beispiele aus dem eigenen Krankengut illustrieren die Problematik der Symptomatologie und Therapie. Verbrauchsreaktionen im Gerinnungssystem, durch numerische Veränderungen der Thrombocyten frühzeitig signalisiert, spielen eine bestimmende Rolle für die Prognose des Endotoxinschocks. Die Prophylaxe ist wirksamer als die Therapie. Konsequenterweise wird vorgeschlagen, jeden hochfieberhaften Abort als potentiellen Endotoxinschock mit der Gefahr der perpetuierten Mikrozirkulationsstörung durch Verbrauchskoagulopathie anzusehen und vorsorglich mit Heparin zu behandeln. Die Zweckmäßigkeit des gynäkologischen Vorgehens ergibt sich aus dem klinischen Bild. Der Uniformität der medikamentösen Prophylaxe steht eine Differenzierung der klinisch-gynäkologischen Maßnahmen gegenüber.

Literatur

Cavanagh, D., McLeod, A. G. W.: Amer. J. Obstet. Gynec. 96, 913 (1966).

Douglas, G. W., Beller, F. K., Debrovner, C. H.: Amer. J. Obstet. Gynec. 87, 780 (1963).

Godal, H. C., Abildgaard, U.: Scand. J. Haemat. 3, 342 (1966).

Graeff, H., Bach, H. G.: Der Geburtsschock. In: Klinik der Frauenheilkunde und Geburtshilfe. S. 75–120. Herausg. H. Schwalm u. G. Döderlein. München-Berlin: Urban u. Schwarzenberg 1965.

Kubli, F., Heller, L.: Geburtsh. u. Frauenheilk. 23, 1053 (1963).

Kuhn, W., Maus, H., Graeff, H.: Gynäkologe 2, 18 (1969).

Lasch, H. G.: Zur Pathophysiologie des Endotoxinschocks. In: Septischer Abort und bakterieller Schock. S. 29–42. Herausg. J. Zander. Berlin-Heidelberg-New York: Springer 1968.

Ludwig, H., Keck, S.: Geburtsh. u. Frauenheilk. 28, 1181 (1968).

Meyer, A.: Die Wirkung von Trasylol bei Schockzuständen. In: Neue Aspekte der Trasyloltherapie. Herausg. R. Gross u. G. Kroneberg. Stuttgart-New York: Schattauer 1966.

Mörl, F. K.: Die Peritonitis. In: Neue Aspekte der Trasyloltherapie, Bd. 2. Herausg. R. Marx, H. Imdahl u. G. Haberland. Stuttgart-New York: Schattauer 1968.

Morris, J. A., Smith, R. W., Assali, N. S.: Amer. J. Obstet. Gynec. 91, 491 (1965).

NAGEL, M., MEYER, A., SCHIER, J.: Gefäß- und Kreislaufwirkung von Trasylol bei Peritonitis. In: Neue Aspekte der Trasyloltherapie. Herausg.: G. HABERLAND u. P. MATIS. Stuttgart-New York: Schattauer 1969.

SELYE, H.: Thrombohemorrhagic phenomena. Springfield, Ill.: Ch. C. Thomas 1966.

STUDDIFORD, W. E., DOUGLAS, G. W.: Amer. J. Obstet. Gynec. **71**, 842 (1956).

WILLE, P.: Zbl. Gynäk. **78**, 453 (1956).

ZANDER, J. (Herausg.): Rundtischgespräch und Diskussion. In: Septischer Abort und bakterieller Schock. Berlin-Heidelberg-New York: Springer 1968.

Der Endotoxinschock in der Chirurgie

Von F. Enderlin, A. Leutenegger, C. Burri und J. P. Gigon

Aus der Chirurgischen Universitätsklinik Basel
(Vorsteher: Prof. Dr. M. ALLGÖWER)

Die Bakteriämie durch gramnegative Organismen und ihre schwerste Komplikation, der sog. Endotoxinschock, wirft auch in der klinischen Chirurgie zunehmend ernste Probleme auf [1, 2]. Diese Entwicklung zu übersehen oder als Bedrohung hinzustellen, der die Kranken schicksalhaft ausgeliefert sind, ist schon darum nicht vertretbar, weil eine Reihe von disponierenden Ursachen nur dem Fortschritt der medizinischen Wissenschaft zu verdanken ist. Dazu gehören bekanntlich das zunehmend höhere Durchschnittsalter unserer Kranken, Größe und Dauer von Eingriffen, die noch vor kurzem als technisch unmöglich galten, sowie das verkehrsbedingte Ansteigen der Zahl von Schwerverletzten und der weltweit problematische Hospitalismus. Diese Faktoren sind neuerdings zu ergänzen mit der Resistenz gewisser Bakterienpopulationen gegenüber antibiotischen Medikamenten z. B. oder mit der Häufung chirurgischer Patienten, die mit Steroiden behandelt werden oder unter anticancöser oder immunosuppressiver Therapie stehen (Tab. 1).

Tabelle 1. *Gramnegative Sepsis : Hauptgründe*

1.	*beim Patienten :*	– geriatrisches Krankengut – Organschäden: Diabetes 　　　　　　　　　　Arteriosklerose 　　　　　　　　　　Cirrhose – Polytraumatisierte
2.	*beim Arzt :* (Personal)	– größere, längere Operationen 　　　　　　　　Herz 　　　　　　　　Karzinomchirurgie 　　　　　　　　Transplantationen – Hospitalismus
3.	*beim Medikament :*	– Steroide – Immunsuppression – bakterielle Resistenz

Betrüblich ist die notorische Feststellung, daß der septische Schock eine Sterblichkeit von rund 80% aufweist (2, 9, 10). Wohl gelang es einzelnen Zentren mit großer Erfahrung, ihre Letalität etwa auf die Hälfte herunterzuschrauben [2, 5, 6]; die Gesamtresultate indessen sind auch heute noch kein Grund zur Zufriedenheit (Tab. 2). In der Tat gaben sie mehreren

Tabelle 2. *Letalität im septischen Schock*

WEIL	$n = 169$	82%	Gram $\pm$	1956–60
ALTEMEIER	$n = 135$	82%	Gram $-$	1955–67
WILSON	$n = 132$	83%	Gram $-$	1962–67
BASEL	$n = 37$	86%	Gram $-$	1967–68

chirurgischen Forschungsgruppen Anlaß zur Untersuchung jener Faktoren. welche die Prognose beim septischen Kreislaufzusammenbruch bestimmen.

SIEGEL et al. [7] betonen in einer hämodynamischen Studie vor allem die prognostische Bedeutung der myocardialen Leistung sowie des Ausmaßes der peripheren Kurzschlüsse und der arteriovenösen Sauerstoffdifferenz, alles Faktoren, die durch Ausgangssituation, zeitlichen Ablauf und Therapie beeinflußt werden. Mit dem zentralvenösen Druck und dem arteriellen pH benützte die Arbeitsgruppe von MAC LEAN [6] zwei prognostische Kriterien, über die heute jede Klinik verfügt. Er unterteilte seine 56 Kranken in 4 Gruppen und verlor unter 38 Patienten im septischen Schock nur 5, wenn die Behandlung schon in der alkalotischen Phase einsetzte (Tab. 3).

Tabelle 3. *Letalität im Schock : 56 Patienten*

MAC LEAN 1967		ZVD		
		hoch	tief	
	Alkalose oder 4 normal		1 ——→	5
	$\nearrow$ pH	$(n = 28)$	$(n = 10)$	$(n = 38)$
	$\searrow$ Acidose 10	$(n = 11)$	$(n = 7)$	$(n = 18)$
			7 ——→	17

Damit hob er Bedeutung und Möglichkeiten der Früherfassung dieses Krankheitsbildes hervor und bestätigte außerdem die Beobachtung von SIMMONS et al. [8], welche die sichtbare Hyperventilation und die respiratorische Alkalose schon vor 10 Jahren als besonders wertvolle Erstsymptome beim gramnegativen Schock hervorgehoben hatten (Tab. 4). Drei klassisch-klinische Zeichen – auch ohne Laborhilfe zu verfolgen – untersuchten neu-

Tabelle 4. *Frühsyndrom – septischer Schock*

klinisch :	Hyperventilation
	warme, trockene Extremitäten
zirkulatorisch :	Hypotension
	Normovolämie
	hoher Herzindex
	hoher ZVD
	niedrige, periphere Resistenz
	Oligurie
chemisch :	respiratorische Alkalose
	Lactacidämie

lich Wilson u. Mitarb. [10] hinsichtlich ihres prognostischen Wertes. Waren weder Niere noch Gehirn noch Lungen in ihrer vitalen Funktion beeinträchtigt, überlebten von 132 Schockierten 28 %; schon die Schädigung eines einzigen dieser Organe machte alle Bemühungen aussichtslos (Tab. 5).

Tabelle 5. *Letale Symptome – septischer Schock : Überlebensrate in %*

Wilson 1967	Anurie	4
132 Patienten	Coma	0
	Ateminsuffizienz	6
Prognose :	kein Symptom	28
	1 Symptom	4
	2–3 Symptome	0

Krankengut und Methoden

Unsere chirurgische Intensivstation erhält die Patienten mit septischem Kreislaufversagen zu einem Zeitpunkt, in welchem die konventionelle Therapie mit volumenwirksamer Flüssigkeit, Digitalis und Sauerstoffzufuhr nicht mehr genügt, also in einer Phase, die als refraktärer Schock

bezeichnet werden muß (Tab. 6). Alle übernommenen Kranken sind demnach vorbehandelt – die wenig dramatischen Fälle bleiben auf der Abteilung
und erholen sich mehrheitlich – alle erfüllen aber auch unsere willkürlich
festgelegten Kriterien des Endotoxinschocks; gramnegative Bakterien im

Tabelle 6. *37 Patienten – negative Selektion*

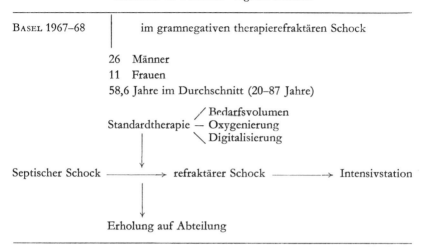

Tabelle 7. *37 Patienten im septischen Schock*

Basel 1967–68	Gramnegative Bakterien – Blut	
	– Infektionsherd	

	Schockkriterien	Bedingungen
1.	Hypotension (< 90 mmHg)	
2.	Tachycardie (>100/min)	mindestens 2
3.	Oligurie (< 10 ml/h)	
		plus zusätzlich
4.	Hyperventilation	
5.	Periphere Mangeldurchblutung	
6.	Bewußtseinstrübung	
7.	Temperaturerhöhung	
8.	ZVD (<+3 cm H$_2$O)	3 weitere
9.	Hypovolämie (Volemetron)	
10.	Alkalose – Acidose	
11.	Gerinnungsstörungen	

Blut oder am Infektionsherd nachgewiesen, mindestens zwei Hinweise für akutes Kreislaufversagen – Blutdruckabfall und/oder Tachykardie und/oder Oligurie – dazu drei weitere Symptome aus den Gruppen 4–11 (Tab. 7).

Bei allen Patienten wurde nach der Aufnahme zunächst eine Standortbestimmung durchgeführt – in bezug auf Kreislauf, Atmung, Stoffwechsel und deren Reaktion auf die bisherige Behandlung – anschließend unmittelbare Schockursache, Grundleiden und Begleiterkrankungen diskutiert und schließlich der taktische Therapieplan hinsichtlich der Intensivbehandlung und der allfälligen Notwendigkeit zur Reintervention formuliert (Tab. 8).

Tabelle 9 zeigt, daß beinahe die Hälfte der Patienten Carcinomträger waren, und zwei Drittel der Kranken schon vor dem Schock wesentliche Organschäden aufwiesen.

Tabelle 8. *Maßnahmen auf der Intensivstation*

1.	*Standortbestimmung*
	– Hämodynamik
	– Respiration
	– Metabolismus
	– Reaktion auf Therapie
	– Aetiogenese
2.	*Therapieplan*
	– Intensivtherapie
	– operative Indikation

Tabelle 9. *37 Patienten im gramnegativen Schock*

Grundleiden	Neoplasma	16×
	gutartige Erkrankungen	
	Abdomen	14×
	Lungen	1×
	degenerative Erkrankungen	
	Herz, Gefäße	4×
	septischer Abort	1×
	Verkehrsunfall	1×
vorbestehende Begleit-krankheiten	Kreislauf } Herz, Gefäße	8×
	Adipositas	5×
	Nierenschaden	4×
	Leberschaden	3×
	Bindegewebe-Erkrankung	2×
	Lungenkrankheit } Blutkrankheit Diabetes	je 1×

Resultate und Diskussion

Unser Patientengut umfaßt deshalb eine ausgesprochen negative Auslese, eine Feststellung, die sich augenfällig in den Resultaten widerspiegelt (Tab. 10). Je nach Erfolg der Schockbehandlung unterteilten wir unsere 37 Patienten in drei Gruppen.

In einer ersten Gruppe von 18 Kranken konnte der gramnegative Schock nicht mehr beeinflußt werden. Die eingeleitete Behandlung verzögerte zwar das Ableben – die Kranken starben nach durchschnittlich 4,4 Tagen Schockdauer, wobei ein Teil der Symptome beseitigt werden konnte – doch folgte eine Organinsuffizienz der andern, und als zweite, tödliche Krankheit nahm der Schock bei nicht behebbarer Ursache – meistens Peritonitis und Pneumonie – seinen eigenen Verlauf. Alle diese Patienten waren respiratorisch insuffizient, 15 tracheotomiert; bei 9 versagten die Nieren, und 3 wurden hämodialysiert.

Tabelle 10. *Resultate bei negativer Auswahl 1967/68*

		37 Patienten im gramnegativen Schock	
	n	Schicksal	Durchschnittsalter
Gruppe 1:	18	im Schock gestorben, eigenständige Krankheit	61,4
Gruppe 2:	14	Schock behoben, Exitus nach 6 Tagen (1–33) an sec. Organinsuffizienzen	61,5
Gruppe 3:	5	geheilt entlassen	40,4

Bei einer zweiten Gruppe von 14 Patienten, ebenfalls im mittleren Alter von 61 Jahren, konnte die septische Kreislaufkrise beseitigt werden. Neun Kranke wurden zur Behebung der Ursache anschließend reoperiert. In der Zwischenzeit aber hatten sich, ebenfalls bei allen, fortschreitende Organinsuffizienzen entwickelt, und ohne Ausnahme erlagen sie dem kombinierten Versagen von Lungen, Herz und Nieren.

Die dritte Gruppe der endgültig Geheilten umfaßt nur 5 Patienten. Ihr Durchschnittsalter liegt mit 40 Jahren wesentlich tiefer; maligne Grundleiden, Nebenerkrankungen und Lungenkomplikationen fehlten.

Die Erreger des gramnegativen Schocks entsprechen in unserer Zusammenstellung nur hinsichtlich der Art, nicht aber in der Häufigkeit denen einer 10mal größeren amerikanischen Serie [2]. Dort überwiegen die Coli-

Stämme bei weitem, gefolgt von Klebsiellen, und beträchtlich geringer sind die Zahlen für Pseudomonas und Proteus (Tab. 11). Bei einem Drittel unserer Schockierten ließ sich aus dem lokalen Infektionsherd ein einziger Erreger züchten, und zwei Drittel zeigten eine Mischinfektion, wobei Pseudomonas, Coli und Klebsiellen in dieser Reihenfolge dominierten.

Auch in bezug auf die Eintrittspforte, den Endotoxinherd, zeigen unsere Patienten einen anderen Aspekt (Tab. 12). Weit an erster Stelle stehen nicht die urogenen Schockformen, sondern die intestinalen: angenähert drei Viertel unserer Kranken hatten eine Peritonitis durch Darmperforation, Nahtinsuffizienz, Darmfistel, in zweiter Linie waren Cholangitis und Pancreatitis der schockbedingende Herd.

Tabelle 11. *Bakterientypen im Blut – gramnegative Sepsis*

ALTEMEIER	1955–67, 398 Fälle	Häufigkeit %
	Escherischia coli	35
	Klebsiella aerobacter	22
	Pseudomonas aeruginosa	14
	Proteus	13
	Paracolon aerogenoides	6
	Bacteroides melaninogenicum	4
	Serratia marcescens	2
	andere	4

Tabelle 12. *Infektionsherd – gramnegative Sepsis*

337 Fälle 1955–67	ALTEMEIER %	BASEL, Fälle	37 Fälle 1967–68
urogenital	56	1	
respiratorisch	16	9	
cutan	15	0	
gastrointestinal	11	26	
andere	2	1	

Das chirurgische Krankengut im septischen Schock stellt nur in großen Zügen eine Einheit dar. Die individuelle Vielfalt im klinischen Ausdruck indessen ist groß. Diese Tatsache drückt sich auch darin aus, daß der lebensbedrohliche Zustand nur bei jedem zweiten unserer Patienten behoben werden konnte. Gelingt es nicht, die Ursache zu beseitigen, sei es operativ, instrumentell oder medikamentös, führt früher oder später – bei uns im Durchschnitt nach 6,1 Tagen – ein neuer Schock oder eine progressive

Organinsuffizienz zum Tode. Besonders fatal sind Komplikationen Aspiration, Lungenödem, Rhythmusstörungen – wenn sie der ärztlichen Behandlung anzulasten sind.

Eindeutig bessere Erfolge gibt die frühe Intensivbehandlung. Hier liegt eine oft ungenutzte Möglichkeit zur Verbesserung der Prognose. Sie verlangt aber diagnostisches Feingefühl und Erfahrung, zwei Fähigkeiten, die erlauben, Dringlichkeit und Handlungszwang stärker zu erfassen und den Therapieablauf zu beschleunigen. Nur die differenzierte Betreuung des Patienten, das Suchen, Beobachten und Interpretieren von Symptomen sowie eine möglichst lückenlose Dokumentation gestatten dann mit fortschreitender Zeit, die primären Zeichen der Grundkrankheit zu deuten und von den organspezifischen Ausdrucksformen einer Mangeldurchblutung abzugrenzen.

Eine eigene Beobachtung vor 4 Jahren zeigt, daß die gesamthaft düstere Prognose des septischen Schocks kein Anlaß sein darf zur Resignation gegenüber dem einzelnen Patienten [4].

Fall 1: A. I., 45jährige Frau, 1965, (Abb. 1).

Diagnosen: Morbus Boeck mit Gehirn- und Muskelgranulomatose, septischer Schock bei Cystopyelonephritis.

Die Diagnose wurde 2 Monate zuvor anläßlich einer Craniotomie gestellt und später durch Muskelbiopsie bestätigt. Unter Steroiden und Antibiotica komplikationsloser Verlauf. Nach 2 Tage dauernden Schmerzen in der rechten Nierenloge Temperaturanstieg und unerwarteter Schock mit nicht meßbarem Blutdruck, der auf Angiotensin bis 45 gamma pro Minute nicht anspricht. Eine halbe Stunde später Übernahme der Kranken durch die Intensivstation: Coma, Anurie, kalte, marmorierte Extremitäten, oberflächliche Tachypnoe von 36 pro min, fadenförmiger tachykarder Puls, leere Hautvenen, Capillarfüllungszeit über 10 sec, Rektaltemperatur 39,5° C, arterieller pH 7,5.

Nach Absetzen des Angiotensins massive Infusion von Plasma und Rheomacrodex: ZVD-Anstieg auf 16 cm, weiterhin unmeßbarer Blutdruck. Erst die Dauertropfinfusion mit 6–12 gamma Isoproterenol pro min führt zum deutlichen Anstieg des arteriellen und zum prompten Abfall des zentralvenösen Druckes. Weitere Infusion von 1 l Plasma innerhalb 7 min ohne Kreislaufüberlastung, allmähliche Besserung der Zirkulation und Wiedereinsetzen der Diurese. Nach zwei weiteren Stunden warm-trockene, rosige Extremitätenhaut, Abfall der Rektaltemperatur auf 36,4° C, Patientin wieder ansprechbar. Die Suche nach dem Grundleiden ergibt eine Pyelonephritis; bei der Ureteren-Katheterisierung wenige Stunden später kann ein steinbedingter Widerstand beseitigt werden, rasche Stabilisierung des Kreislaufs unter stufenweisem Absetzen des Isoproterenol, Entlassung nach 5 Wochen.

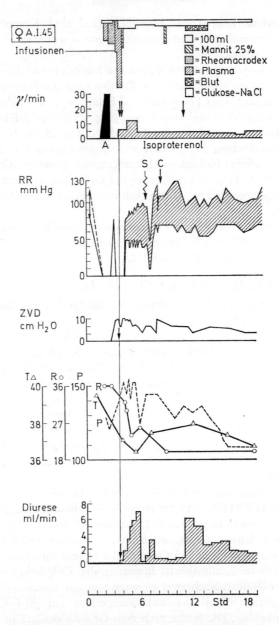

Abb. 1. A.I. 45jährige Frau. Septischer Schock bei Pyelonephritis. Von oben nach unten: Flüssigkeitszufuhr, vasoaktive Pharmaca (A = Angiotensin), Blutdruck (RR), S = Schüttelfrost, C = Cystoskopie, Ureterenkatheterismus, zentralvenöser Druck (ZVD), Temperatur (T), Respiration (R), Puls (P), Diurese, Zeit

Beurteilung: Gramnegativer Schock bei urogener Sepsis mit Hyperventilation und respiratorischer Alkalose. In Urin und Blut später Coli-Bacillen mit gleicher Resistenz nachgewiesen. Zwei letale Zeichen – Anurie und Coma –, nach WILSON [10] keine Überlebenschance. Frühbehandlung mit volumenwirksamer Flüssigkeit bis zum Bedarfsvolumen [3], pharmakologische Vasodilatation, rascher Abfall der klassischen Trias Respiration – Temperatur – Puls, Beseitigung der auslösenden Ursache durch instrumentellen Eingriff, Heilung.

Die Prophylaxe ist in jedem Fall besser als die Therapie. Möglichkeiten hierzu ergeben sich schon in der präoperativen Phase. Der Wert einer sorgfältig erhobenen Anamnese, die auch Dauermedikationen berücksichtigt, sowie einer gründlichen Abklärung auch aus bakteriologischer Sicht liegt vor allem in der Schaffung einer klaren Ausgangslage. Während der Operation dürfen saubere Technik und intelligente Taktik kein Lippenbekenntnis sein. In der Durchführung des Eingriffs ist beim alten Menschen besonderer Wert auf Schnelligkeit der Manipulationen zu legen – ein Punkt, in dem auch jene Chirurgen übereinstimmen, die den Zeitfaktor sonst für unwesentlich halten – und eine adäquate Drainage des Operationsgebietes hat schon manche septische Komplikation verhütet. Schließlich liegen bedeutende Möglichkeiten zur Prophylaxe in der postoperativen Phase. Hier auferlegen uns neuerdings die Nierentransplantierten wohl die größte Bürde. Eine bewußte Herausforderung septischer Komplikationen liegt dabei in der gezielten Verabreichung von Medikamenten zum Schutz des Transplantates. Weil eine gezielte Immunosuppression noch nicht möglich ist, schwächen wir gleichzeitig auch die natürlichen Abwehrmechanismen gegen Infektionen. Deshalb ist die Sepsis, nicht selten als gramnegativer, bakterieller Schock, bei absolut oder relativ zur Nierenfunktion überdosierter Immunosuppression eine der häufigsten Todesursachen dieser Krankenkategorie.

Ganz besonders gefürchtet ist eine Situation, bei der Abstoßung, Leukopenie und Infekt konkurrieren (Tab. 13). Verbesserung der körpereigenen Infektabwehr durch verminderte Immunosuppression verstärkt unweigerlich die Abstoßung, und die nachfolgende Urämie disponiert ihrerseits

Tabelle 13. *A-L-I-Syndrom*

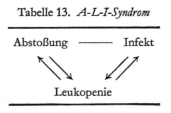

wieder zur Sepsis. Umgekehrt: die uneingeschränkte Immunosuppression verstärkt die Leukopenie und provoziert die Sepsis. Bei dieser Lage, zwischen Szylla und Charybdis, ist die intensive Betreuung des Patienten mit gezielter antibiotischer Therapie und permanenter Suche nach verborgenen Abscessen für die Prognose entscheidend. Im Zweifel über das Vorgehen wird das Transplantat eher der Abstoßung geopfert, als daß man den Patienten am septischen Schock verliert.

Fall 2: L. Z., 35jährige Frau, (Abb. 2).

Diagnose: Chronische Glomerulonephritis im Endstadium, Leichennieren-Allotransplantation am 8. 5. 1968.

Bei dieser Kranken gingen wir den schmalen Weg zwischen individueller Streuung der Verträglichkeit und therapeutischer Breite der Medikamente mit Erfolg. Einem Staphylokokkenwundinfekt folgte nach 4 Wochen eine Proteusbesiedlung im Urin, und wenige Tage später bahnte sich eine derart heftige Abstoßungskrise an, daß wir zur Reduktion der Steroide und zum Absetzen des Imurels gezwungen wurden. Bedrohlich stürzten die Leukocyten auf 3–4000, und ein septisches Bild mit Temperaturen bis 40° C begleitete die schwere Funktionsbeeinträchtigung der transplantierten Niere. Erst die Laparotomie mit Entleerung eines intraabdominalen und perirenalen Abscesses führte zur Wende: Leukocyten und Temperaturen normalisierten sich, die Clearance stieg, und die Immunosuppression konnte nach 2 Wochen in geringer Dosierung wieder aufgenommen werden.

Die intensive Überwachung und das richtige Handeln gegenüber kleinen, anscheinend unbedeutenden Reaktionen des Patienten gehören zu den Prämissen einer Prophylaxe. Sind diese Voraussetzungen aber erfüllt, lassen sich akute Kreislaufkatastrophen oft vermeiden, und dann wird sich auch der Eindruck vermindern, das Auftreten eines septischen Schocks sei vielfach nur Ausdruck verpaßter Gelegenheiten.

Abb. 2. L.Z. 35jährige Frau. Chronische Sepsis unter Immunosuppression. Status nach Leichennieren-Allotransplantation wegen chronischer Glomerulonephritis. A-L-I-Syndrom = Abstoßung, Leukopenie, Infektion. Von oben nach unten: Zeit; Leukocytensturz und septische Temperaturen; Kreatininclearance, Serumharnstoff, Blutdruck (BD) und Isotopennephrogramm als Abstoßungssymptome; Immunosuppression: Azathioprin (Imurel), Steroide (Prednison). Bakteriologie aus: sich verkleinernder Bypaßwunde, Blutplatten, Urinkulturen, Chemotherapie, klinische Diagnose: Kein septischer Schock dank minutiöser Betreuung und adäquater Therapie

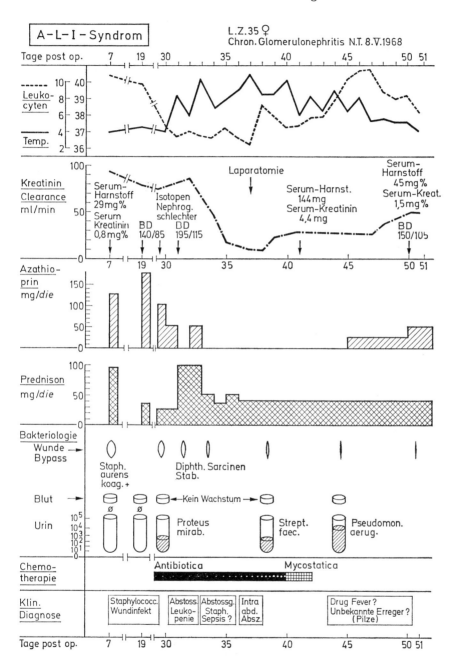

Abb. 2.

Zusammenfassung

Im chirurgischen Krankengut hat der „Endotoxinschock" trotz den Fortschritten der Intensivtherapie noch immer eine Sterblichkeit von 50–80%. Maßgebliche Gründe für diese Tatsache liegen einerseits beim Patienten (Alter, Grund- und Begleitkrankheiten), andererseits in der potentiellen Gefahr moderner Behandlungsmöglichkeiten (Antibiotica, Steroide, Immunsuppression). Zur Frühdiagnose wertvoll ist die Hyperventilation mit respiratorischer Alkalose, prognostisch bedeutsam die Beteiligung von Lungen, Gehirn und Nieren.

37 eigene Patienten im gramnegativen Schock – 11 Frauen, 26 Männer, Durchschnittsalter 59 Jahre, alle auf Zufuhr volumenwirksamer Flüssigkeit, Sauerstoff und Digitalis refraktär – ließen sich je nach Schockverlauf in 3 Gruppen unterteilen.

1. Gruppe: 18 Patienten, Durchschnittsalter 61 Jahre, alle respiratorisch insuffizient, bei der Hälfte auch Nierenversagen. Ergebnis: alle im Schock gestorben.

2. Gruppe: 14 Patienten, Durchschnittsalter 61 Jahre, septische Kreislaufkrise bei allen erfolgreich behandelt; 9 Patienten später reoperiert. Ergebnis: Der auch nach Beseitigung des Schocks fortschreitenden Insuffizienz von Lungen, Herz und Nieren erlagen alle Kranken im Durchschnitt nach 6 Tagen.

3. Gruppe: 5 Patienten, Durchschnittsalter 40 Jahre, alle ohne malignes Grundleiden, ohne Begleiterkrankungen und ohne Lungenkomplikationen. Ergebnis: alle geheilt entlassen.

Schlußfolgerungen

1. Den Schockzustand in seinen allerersten Ausdrucksformen zu erfassen und den Kranken auf einer Intensivstation zu betreuen, ist prognostisch entscheidend.

2. Die Schockursache muß operativ, instrumentell oder medikamentös beseitigt werden; gelingt dies nicht, führen fortschreitende Organinsuffizienzen oder ein neuer Schockzustand zum Tode.

3. Die sorgfältigere Beachtung der Möglichkeiten zur Schockprophylaxe in der prä-, per- und postoperativen Phase könnte mithelfen, die notorisch schlechte Prognose für diese Patientenkategorie zu verbessern.

Literatur

1. Altemeier, W. A., Todd, J. C., Inge, W. W.: Newer aspects of septicemia in surgical patients. Arch. Surg. **92**, 566–572 (1966).
2. — — — Gram-negative septicemia: a growing threat. Ann. Surg. **166**, 530–542 (1967).

3. ENDERLIN, F., GIGON, J. P., WOLFF, G., SCHULTHEISS, H. R.: Zur Dosierung von Transfusionen bei Kreislaufversagen. Ber. 12. Tag. dtsch. Ges. Bluttransf., Basel 1966. Bibl. haemat. Vol. 27, 297–304. Basel/New York: Karger 1967.

4. GIGON, J. P., WOLFF, G., ENDERLIN, F.: Schockbehandlung mit Isoproterenol. Schweiz. med. Wschr. 96, 597–603 (1966).

5. HARDAWAY, R. M., JAMES, P. M., ANDERSON, R. W., BREDENBERG, C. E., WEST, R. L.: Intensive study and treatment of shock in man. JAMA 199, 779–790 (1967).

6. MAC LEAN, L. D., MULLIGAN, W. C., McLEAN, A. P. H., DUFF, J. H.: Patterns of septic shock in man – a detailed study of 56 patients. Ann. Surg. 166, 543–562 (1967).

7. SIEGEL, J. H., GREENSPAN, M., DEL GUERCIO, L. R. M.: Abnormal vascular tone, defective oxygen transport and myocardial failure in human septic shock. Ann. Surg. 165, 504–517 (1967).

8. SIMMONS, D. H., NICOLOFF, J., GUZE, L. B.: Hyperventilation and respiratory alkalosis as signs of gram-negative bacteremia. JAMA 174, 2196–2199 (1960).

9. WEIL, M. H., SHUBIN, H.: Diagnosis and treatment of shock. Baltimore: Williams and Wilkins Company 1967, p. 156–170.

10. WILSON, R. F., CHISCANO, A. D., QUADROS, E., TARVER, M.: Some observations on 132 patients with septic shock. Anesth. Analg. Curr. Res. 46, 751 –763 (1967).

Die Intensivtherapie der akuten Elementargefährdung beim Endotoxinschock

Von **F. W. Ahnefeld, R. Dölp, M. Halmàgyi** und **G. Arbenz**

Aus der Abteilung für Anaesthesiologie (Leiter: Prof. Dr. F. W. Ahnefeld)
der Universität Ulm
und dem Institut für Anaesthesiologie (Dir.: Prof. Dr. R. Frey)
der Universität Mainz

Die vorausgegangenen Referate ergeben, daß es sich beim Endotoxinschock um einen humoral ausgelösten, mit einer schweren Störung der Hämodynamik und der Hämostase einhergehenden progressiven pathologischen Vorgang handelt, der sich als exzessive Zirkulationsstörung der terminalen Strombahn äußert. Das Versagen der Mikrozirkulation bewirkt die von Allgöwer postulierte anhaltende Aggression gegen die gesamte Homöostase des Organismus (Bleyl, Lasch, Ludwig).

Auch nachdem in den letzten Jahren neue und wesentliche diagnostische Kriterien für dieses Krankheitsbild bekannt geworden sind, bleibt die Schwierigkeit der frühzeitigen Erkennung dieser speziellen und schwersten Schockform bestehen. Mit Ludwig sind wir der Meinung, daß nicht erkannte, aus anderen Gründen verursachte hämodynamische Störungen die Auslösung des Endotoxinschocks begünstigen können. Eine ausreichende Überwachung der gefährdeten Patienten dürfte daher nicht nur die Früherkennung sichern, sondern auch die beste Prophylaxe darstellen.

Tabelle 1. *Diagnostik des Endotoxinschocks*

a) *Klinisch*	b) *Laboruntersuchung*
1. Anamnese – diagn. + kleine urolog. Eingriffe – Blasenkatheter	1. Leukopenie → Leukocytose
2. Blässe, Akrocyanose	2. Resp. Alkalose → met. Acidose
3. *Tachypnoe*	3. Thrombozytopenie
4. Unruhe, Sensor gestört	4. O_2-Sättigung ↓
5. Tachykardie	5. a-v-Differenz ↑
6. Blutdruckabfall	6. Fibrinogen ↓
7. Temperaturanstieg	7. Bakterienkultur
8. Oligurie	(Blut u. verm. Inf.-quelle)
9. EKG-Veränderung	

Die Frühsymptomatik des Endotoxinschocks ist diskret und unspezifisch. Eine Frühdiagnose erscheint nur möglich, wenn wir einer Empfehlung von LILLEHEI folgen: Bei jedem Patienten, bei dem aus nicht ersichtlichen und definierbaren Gründen die Symptome Tachypnoe, Unruhe, Blässe und Kälte der Akren sowie eine Tachykardie auftreten, wird die Diagnose Endotoxinschock gestellt und die mögliche Therapie eingeleitet. Zusätzliche klinische Untersuchungen und Laborergebnisse, evtl. in kurzen Zeitabständen wiederholt, bestätigen den Verdacht oder lassen andere Ursachen erkennen.

Tabelle 2. *Endotoxinschock – Differential-Diagnose*

1. Herzinfarkt (Schocksympt. + Anst. d. Transamin., EKG)
2. Pankreatitis (Schocksympt. + Anst. d. Amylasen)
3. Vorzeitige Lösung der Placenta
4. Fruchtwasserembolie
5. Eklampsie
6. Thrombocytopenische Purpura
7. Purpura fulminans

Alle vitalen Funktionen des Organismus sind bereits zum Zeitpunkt der Sicherung unspezifischer Symptome, in verstärktem Ausmaß bei Nachweis der Gerinnungsstörungen betroffen. Verglichen mit dem hämorrhagischen Schock befinden wir uns nach einer relativ kurzen Initialphase bereits in der Endphase des dekompensierten Schocks (HARDAWAY).

Die nachfolgende Tabelle verdeutlicht die Ausgangssituation bei Einleitung der Intensivtherapie eines Endotoxinschocks.

Tabelle 3. *Endotoxinschock – Ausgangssituation*

1. Verminderung des venösen Rückflusses
2. Widerstandserhöhung im Lungenkreislauf
3. Gefahr des Rechtsherzversagens
4. stark vermehrte Ausschüttung von Katecholaminen
5. Vasoconstriction im Hoch- und Niederdrucksystem
6. Thrombocytenaggregationen – Mikrozirkulationsstörungen
7. Disseminierte intravasale Gerinnung – Haemostasedefekt
8. Eingeschränkte Funktion des RES

Betrachten wir diese Veränderungen, so ist, wie Herr BLEYL ausführte, keine pathognomonisch für den Endotoxinschock, pathognomonisch ist allenfalls die Vielzahl der Störungen. Die Auswirkungen sind wegen des engen Verbundsystems an allen Organen zu erwarten als Folge des Sauerstoffmangels bei erhöhtem Bedarf unter der Unmöglichkeit körpereigener Kompensation.

Die Therapie muß daher damit beginnen, die disseminierte intravasale Gerinnung in ihrem Ausmaß zu begrenzen, die Mikrozirkulation zu verbessern, die Vasoconstriction zu beseitigen und die intravasale Zufuhr dem im Vergleich zum Sollvolumen beträchtlich erhöhten Bedarfsvolumen anzupassen, um einen Erhaltungsstoffwechsel zu sichern.

Folgende therapeutische Maßnahmen sind vorrangig:

Die Verabreichung von 30000 IE Heparin im Dauertropf, die Zufuhr von niedermolekularem Dextran, evtl. die von Ludwig vorgeschlagene Kombination von Heparin und niedermolekularem Dextran, die Verminderung der Vasoconstriction durch Hydergin oder Dehydrobenzperidol bei gleichzeitiger Volumensubstitution mit 5%iger Humanalbuminlösung unter fortlaufender Kontrolle des Blut- und Venendrucks.

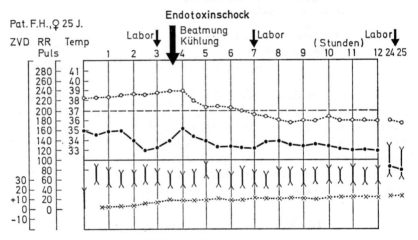

Abb. 1. Endotoxinschock

Die Therapie darf jedoch nicht nur auf die Normalisierung der Hämodynamik ausgerichtet sein. Für die Normalisierung des Funktionsstoffwechsels der Organe sind zahlreiche zusätzliche Maßnahmen notwendig. Da wir das Ausmaß der bereits vorhandenen disseminierten intravasalen Gerinnung und die daraus resultierende Funktionseinschränkung der Organe, insbesondere der Niere, nicht sofort genau analysieren können, muß die Infusionstherapie optimale Leistungsbedingungen sicherstellen. Es besteht fast immer ein erheblicher Mangel an extracellulärer Flüssigkeit, die Einschränkung der Nierenfunktion ist daher in vielen Fällen nicht durch eine Insuffizienz des Organs bedingt, sondern Folge mangelnder Leistungsbedingungen.

Die aufgrund des dargestellten pathophysiologischen Geschehens schnell entstehende metabolische Acidose bewirkt zusätzlich eine Funktionseinschränkung der Organe. Sie läßt sich direkt durch Zufuhr alkalisierender Lösungen, ganz wesentlich aber auch indirekt durch eine Verbesserung der Gewebeperfusion, der Nieren- und Lungenfunktion beeinflussen.

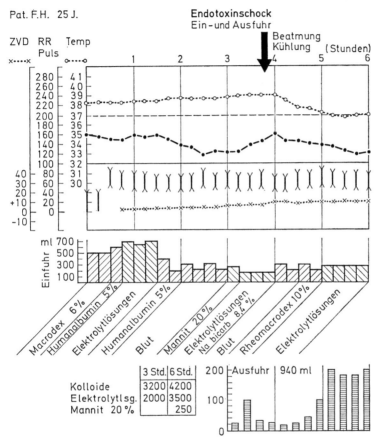

Abb. 2. Endotoxinschock – Ein- und Ausfuhr

Reichen nun die bisher genannten Maßnahmen aus, um das Überleben im Endotoxinschock sicherzustellen? Wir wollen diese Frage mit der Demonstration eines eigenen Falles beantworten.

Der besseren Übersicht wegen sind hier zunächst nur die wesentlichen hämodynamischen Kriterien und die Temperatur dargestellt.

Befund: Schwangerschaft 32. Woche, seit 48 Std keine Kindsbewegungen, schwere Pyelitis mit Nachweis von Escherichia coli. Plötzlich eintretende Kreislaufinsuffizienz, die nicht auf Kreislaufmittel anspricht, Einweisung in die Universitäts-Frauenklinik Ulm. 30 min nach der Aufnahme Ausstoßung einer toten mazerierten Frucht, dabei stärkerer Blutverlust, Temperatur 38,5° C. Der Zustand wird zunächst als hypovolämischer Schock gedeutet (Venendruck).

Trotz einer dem Verlust entsprechenden Volumensubstitution erfolgt in den ersten 3 Std keine Urinausscheidung, die Peripherie ist abgeschaltet, Tachykardie, zunehmende Tachypnoe, Unruhe und Somnolenz. Die Laboruntersuchungen erhärten die Diagnose Endotoxinschock.

Tabelle 4. *Laborstatus (3 Std nach Aufnahme)*

Blutgasanalyse:	Act. pH:	7,27
	Act. pCO_2:	28 mmHg
	B.E.:	−12,9 mval/l
	Puffer-B.:	25,0 mval/l
	Stand.-Bic.:	12,1 mval/l
	pO_2:	63 mmHg
	O_2-Sättig.:	85 %
Hb:	13,1 g %	
Hk:	38 %	
Na^+ i.S.:	148 mval/l	
K^+ i.S.:	5,6 mval/l	
Ca^+ i.S.:	4,6 mval/l	
Cl^- i.S.:	102 mval/l	
Osmolalität i.S.:	315 mosm/kg	
Thrombocyten:	60 000/μl	
Fibrinogen:	210 mg %	

Die Urinausscheidung kommt nach zusätzlicher Mannitinfusion in Gang. Neben der bereits besprochenen Flüssigkeitssubstitution, der Verminderung der Vasoconstriction durch Dehydrobenzperidol und Behandlung der metabolischen Acidose wurde sofort die zur Normalisierung der Hämodynamik notwendig erscheinende Normothermie mit physikalischen Mitteln angestrebt und aufgrund der blutgasanalytisch ermittelten Werte die Beatmung begonnen.

Tabelle 5. *Blutgasanalyse*

	3 Std n. Aufn.	7 Std n. Aufn.	24 Std n. Aufn.
Act. pH	7,27	7,35	7,44
Act. pCO_2 (mmHg)	28,0	35,0	36,0
B.E. (mval/l)	−12,9	− 6,1	+ 1,0
Puffer B. (mval/l)	25,0	30,0	48,5
Stand. Bic. (mval/l)	12,1	18,2	24,5
pO_2 (mmHg)	63	126	141
O_2-Sättg. (%)	85	100	100

Während die Blutgasanalyse bereits bei der Kontrolle nach einigen Stunden im Normbereich liegende Werte zeigt, läßt sich die Hämodynamik erst nach Ablauf von über 12 Std trotz der beschriebenen intensiven therapeutischen Bemühungen normalisieren.

Die Indikation zur Herbeiführung einer Normothermie ergibt sich aus zwei Gründen:

1. Die temperaturbedingte hämodynamische Störung verstärkt die endotoxisch ausgelöste Schocksituation.

2. Der Sauerstoffverbrauch ist bei dem hier bereits bestehenden allgemeinen Sauerstoffmangel zusätzlich erheblich gesteigert.

Die sofortige Indikation zur Beatmung bei der Diagnose eines Endotoxinschocks läßt sich ableiten:

1. aus dem erhöhten Sauerstoffbedarf (Temperatur),

2. der bestehenden Diffusionsstörung (hyaline Membran – BLEYL) und

3. einer gleichzeitigen Störung des Ventilations-Perfusionsverhältnisses.

Wegen der Möglichkeit der Verminderung des O_2-Bedarfes erscheint die Empfehlung der Relaxierung mit kontrollierter Beatmung gerechtfertigt.

Zusammenfassend ergeben sich aus der Tabelle die bereits besprochenen und zusätzlich notwendig erscheinenden therapeutischen Maßnahmen.

Tabelle 6. *Therapeutica*

Infusionstherapie	
Macrodex u. Rheomacrodex	
Humanalbumin	
Blut	
Elektrolytlösungen	
Mannit 20 %	
Invertose 20 %	
Beatmung	
Antikoagulantien:	30 000 I.E. Heparin/24 Std
Antibiotica:	4 g Chloramphenicol/24 Std
Corticosteroide:	3 g Hydrocortison/24 Std
Cardiaca:	Lanatosid C
Sedadiva:	Thalamonal u. Dehydrobenzperidol
β-Stimulatoren:	Alupent
Pufferlösung:	Na-bicarb.

Dem Vorschlag von LILLEHEI und anderen Autoren folgend verwenden wir in den ersten 24–48 Std Corticosteroide in pharmakologischen Dosen. Der positive Einfluß auf die Hämodynamik ist sicher, ein spezifischer Antiendotoxineffekt fraglich.

Die Gabe von Beta-Rezeptoren stimulierenden Sympathicomimetica in kleinen, protrahiert oder kontinuierlich verabreichten Dosen verbessern die Herzleistung, vermindern den peripheren Widerstand und erhöhen damit den venösen Rückfluß.

Stoffwechselbilanz von ___ **Uhr bis** ___ **Uhr**

Nr. | Name: | Alter: | Größe: | Datum:

Einfuhr (i.v. Therapie / per os)

Nr.	Lösung	Flüssigkeit in ml	Fett in g	Zucker in g	Alkohol in g	Stickstoff in g	Na⁺	Cl⁻	K⁺	Ca⁺⁺

Gesamtmenge

Ausfuhr

Oxydationswasser
Urin
Persp. ins/Schweiß
Stuhl
Trachea/Speichel
Kondenswasser
Drainage/Fistel
Erbrech./Magensaft
Gesamtmenge

Tagesbilanz (+, −)

Fortl. Bilanz (+, −)

Na⁺	mäq	Blut	
K⁺	mäq	Wasser	
Ca⁺⁺	mäq	Stickstoff	
Cl⁻	mäq	Gewicht	

Ges.-Cal. Soll: ___ cal   Ist: ___ cal
Ery-Zufuhr: ___ ml
Ery-Verlust: ___ ml
Tagestemperatur ___ °C
Gewicht: ___ kg

Laboruntersuchung

Nr.	Bestandteil	Einheit	Blut/Serum Norm	Befund	Urin Norm	Befund
	Natrium	mäq/l	135–145		100–180	
	Chlorid	mäq/l	98–107		100–200	
	Kalium	mäq/l	3,8–5,1		60–90	
	Ery-Kalium	mäq/l	81–107		–	
	Calcium	mäq/l	4,4–5,2		0,4–15	
	Osmolalität	mosm/kg	301		200–1200	
	Gesamteiweiß	g%	6,5–7,9		–	
	Ges.-Stickstoff	g/Tag	–		10–18	
	α-Amino-N	g/Tag	–		0,4–0,8	
	Rest-N	mg%	28–39		–	
	Harnstoff	mg%	14–40		200–350	
	Kreatinin	mg%	0,5–1,2		54–160	
	Zucker	mg%	65–120		–	
	Ketonkörper	mg%	0,3–0,9		1–3	
	pH-Wert	(cap.)	7,35–7,45		5–9	
	pCO₂	mmHg	35–43		Spez.-Gew.	
	Stand-Bic.	mäq/l	21,3–24,8		Bemerkungen	
	Bas.-Übersch.	mäq/l	± 2,3			
	pO₂	mmHg	85–98			
	O₂-Sättig.	%	95–97			
	Erythrocyt.	M/µl	4,5–5,0			
	Hämoglobin	g%	13–16			
	Hämatokrit	%	40–46			
	MCHC	%	34			
	MCV	µ³	86			
	Blut-Vol.	ml	5,5–7,5% des Körpergew.			
	Prothrombinz.	%	100			

Unterschrift

Abb. 3. Stoffwechsel-Bilanzblatt

Die sofortige und ausreichende Digitalisierung sowie die Verabreichung von Antibiotica – wir verwendeten bisher Chloramphenicol – versteht sich von selbst.

Schließlich empfiehlt sich, wie bei jedem Beatmungsfall, das Einlegen einer Magensonde, nicht nur um einer Atonie vorzubeugen, sondern um gleichzeitig, wenn auch in bescheidenem Umfange, saure Valenzen und Kalium abzuleiten.

Es bedarf kaum einer Erwähnung, daß der Energiebedarf des Patienten im Endotoxinschock groß ist. Besteht eine oligurische Phase, so führen wir über den Cavakatheter hochcalorische Nährstoffe zu, in einer der Nierenfunktion angepaßten Gesamtflüssigkeitsmenge, um die infolge des calorischen Defizits vermehrte Freisetzung von Kalium so gering wie möglich zu halten. In dieser Phase kommen nur Kohlenhydrate in Frage, die Verabreichung von Fettemulsionen ist wegen der bereits bestehenden Blockierung des RES abzulehnen.

Während des gesamten Verlaufs erweisen sich häufige Diskussionen und Konsultationen, insbesondere mit dem zuständigen Operateur, darüber hinaus mit dem Internisten als Gerinnungsspezialisten erforderlich und wertvoll. Gerade in der Gynäkologie kann es unter bestimmten Voraussetzungen notwendig werden, die Uterusexstirpation zu erörtern.

Der Patient im Endotoxinschock bedarf einer Vollbilanzierung mit Gewichtskontrollen. Häufig genug wiederholte Laborergebnisse stellen die Basis für die Anpassung der Therapie an das aktuelle Geschehen dar. Wir verwenden das von HALMÁGYI angegebene Stoffwechselbilanzblatt.

Aus unserer Darstellung möchten wir folgern, daß ein Behandlungserfolg beim Endotoxinschock nur dann wahrscheinlich wird, wenn es gelingt, die Vielzahl der bestehenden Störungen schnell genug zu analysieren. Die ausgefallenen oder eingeschränkten Funktionen müssen mit allen zur Verfügung stehenden Mitteln temporär von außen übernommen oder durch körpereigene Kompensationsmechanismen unterstützt werden. Eine ununterbrochene Überwachung und Kontrolle der vitalen Funktionen ist in gleicher Weise sicherzustellen wie eine auf die Auswirkungen des Endotoxinschocks ausgerichtete kausale, dem schnell wechselnden Geschehen angepaßte Therapie unter der Beteiligung operativer oder internistischer Spezialdisziplinen. Diese Aufgaben sind nur auf einer Intensivtherapieeinheit zu erfüllen.

Literatur

AHNEFELD, F. W., FRANKE, W.: Der Schock in der operativen Gynäkologie. Gynäkologe 1, 1 (1968).

ALLGÖWER, M., GRUBER, F. U.: Schockpathogenese und ihre Differentialdiagnose. Chirurg 38, 97 (1967).

BLEYL, M.: Pathologisch-anatomische Demonstration zur intravasalen Gerinnung und Fibrinolyse. In ZANDER: Septischer Abort und bakterieller Schock, S. 56–73. Berlin-Heidelberg-New York: Springer 1968.

HALMÁGYI, M., FREY, R., ISRANG, H. H.: Intensivtherapie der akuten respiratorischen Insuffizienz. Internist (Berl.) **10**, 209 (1969).

HARDAWAY, R. M.: Endotoxin shock as a syndrome of disseminated intravascular coagulation. J. Okla. med. Ass. **59**, 451 (1966).

LASCH, H. G.: Pathophysiologie des Endotoxinschocks. Med. Welt (Berl.) **31**, 1780 (1967).

LILLEHEI, R. C. et al.: Hemodynamic changes in endotoxin shock. In MILLS, L. C.: Shock and Hypotension, S. 442–462. Grune and Stratton 1965.

LUDWIG, M.: Referat anläßlich des „Symposions über Intensivtherapie bei Kreislauf- und Nierenversagen" am 26./27. 9. 1969 in Mainz.

Zur Bedeutung des Proteolysestress und des Kallikrein-Kinin-Mechanismus für die Pathophysiologie und Therapie des komplizierten Ileus und der Peritonitis

(Ein Beitrag zur Frage der zusätzlichen medikamentösen Therapie durch Proteaseninhibition beim septischen Schock durch septische Peritonitis)

Von **M. Nagel**

Aus der Chirurgischen Universitätsklinik Mainz
(Direktor: Prof. Dr. med. F. KÜMMERLE)

Auch bei der diffusen septischen Peritonitis sind die Hauptprobleme der Pathophysiologie und Behandlung die Kreislaufinsuffizienz und die Allgemeinintoxikation, nicht zuletzt auch durch den unvermeidbaren paralytischen Begleitileus. Ob bei dieser schweren intestinaltoxischen Komplikation – in Form des septischen Schocks – eine Fehlsteuerung des Blutstromes, primäre oder sekundäre vasculäre Schädigung oder eine gestörte Sauerstoffutilisation die dominierenden pathophysiologischen Faktoren sind, ist bis heute noch nicht restlos geklärt. Dem entspricht auch die klinische Erfahrung, daß gerade der Peritonitisschock trotz adäquater Volumensubstitution und Regulierung der metabolischen Störungen sich therapeutisch nur schwer und nicht selten überhaupt nicht mehr beeinflussen läßt.

Tierexperimentell und auch klinisch konnte bei Patienten mit Durchwanderungsperitonitis und septischer Peritonitis, aber auch bei anderen infektiösen Krankheitsbildern mit Schockkomplikation, eine Abnahme des Plasmakininogenspiegels als indirekter Hinweis auf eine Kininaktivierung festgestellt werden. Im portalen Kreislauf war die Aktivität erhöht, immer aber nur in den Fällen, die mit einer schweren metabolischen Schädigung im Sinne einer Acidose einhergingen. Es muß hier also noch offen bleiben, ob die metabolische Schädigung eine primäre oder sekundäre Auswirkung auf den erwähnten pathophysiologischen Wirkungsmechanismus darstellt. Es bleibt weiter zu klären, ob der Proteolysestress und die Aktivierung der vasoaktiven Substanzen aus der Reihe der Plasmakinine in den Kreis der seit langem diskutierten ileus- und peritonitisspezifischen Toxine einbezogen werden kann.

6*

Das therapeutische Prinzip der Proteaseninhibition bietet sich hypothetisch als zusätzliche medikamentöse Maßnahme an. Sie erscheint in all den Fällen am sinnvollsten, in denen eine durch Proteolysestress und Kininwirkung entstandene biochemische Regulationsstörung mit Kreislaufauswirkung noch rechtzeitig durch äquivalente Inhibitorsubstitution beseitigt oder abgefangen werden kann. Aus der gegen die Vasodilatation einerseits und Permeabilitätssteigerung andererseits gerichteten Wirkung und daraus insgesamt verminderten Hypovolämie kann sich ein therapeutisch günstiger Summationseffekt innerhalb eines immer erforderlichen komplimentären

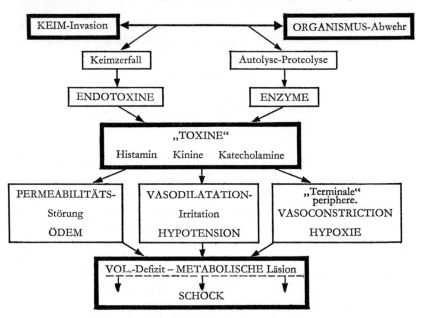

Abb. 1. Biochemischer (Proteolyse-Kinin) Wirkungsmechanismus beim Peritonitisschock modifiziert nach WACHSMUTH

Therapiekonzeptes ergeben, der zur Kreislaufstabilisierung beiträgt. Dieses kann ganz besonders bei der Peritonitis bzw. beim Peritonitisschock der Fall sein. Denn die lokale Peritonitisursache und die darüberhinausgehende, durch den Gefäßreichtum und die große Oberflächenausdehnung des Peritoneums vorgegebene Reaktionspotenz mit der gesteigerten Permeabilität sind ein nicht zu unterschätzender pathogenetischer und pathophysiologischer Faktor, der sich grade auch im Sinne eines Volumenmangels auswirken kann. Bei allen Schockzuständen mit bereits metabolischer Auswirkung sahen wir bei der klinischen Anwendung von der Proteaseninhibitortherapie keinen überzeugenden Effekt, ganz abgesehen davon, daß es in der

Natur eines Enzyminhibitors liegt, in einen multifaktoriellen und multienzymatischen Prozeß eingeschaltet zu sein.

Da die Prognose der Peritonitis durch chirurgisch-operative Maßnahmen nicht mehr wesentlich weiter verbessert werden kann und durch unvermeidlich Fehl- und Spätdiagnosen ein häufig toxischer vorgeschädigter Allgemeinzustand vorliegt, an dem die immer anzustrebende instrumentelle Therapie scheitert oder der nach erfolgter Operation den postoperativen Behandlungserfolg wieder in Frage stellt, ist auch unter diesem Aspekt der Intensivtherapie die zusätzliche Enzyminhibitormedikation eine berechtigte Ergänzung der prä- und postoperativen Allgemeintherapie. Auch wenn sich die Indikationen labormäßig und methodisch noch nicht einwandfrei objektivieren lassen, sollte der Konzeption dieses Behandlungsprinzips durch weiteren klärenden Untersuchungen nachgegangen werden.

Weitere therapeutische Erfahrungen und klinische Prüfungen auf breiter Ebene sollten zu einer besseren Beurteilung beitragen helfen. Nach den Publikationen in der jüngsten Zeit zu urteilen, hat sich die Therapie aber auch schon an anderen in- und ausländischen Kliniken für diese Problemfälle eingeführt.

Das bedrohliche „Versacken des Blutes im Bauchraum" und die schon vor 50 Jahren von KIRSCHNER erwähnte und von OLIVECRONA beschriebene Gefäßtoxintheorie findet ihre Bestätigung in der Erkennung von vasoaktiven Substanzen aus der Reihe der Plasmakinine. Es sind vasoaktive Substanzen, die selektiv vasodilatatorisch und permeabilitätswirksam sind und aus dem Blut und Interstitium durch Endotoxininvasion und Proteolysestress bzw. Fermententgleisung aktiviert werden können. Die Untersuchungen verschiedener Arbeitsgruppen (WERLE, FORELL, MEYER und WACHSMUTH, HOCKERTZ u. a.) über den Kallikrein-Endotoxin-Kininmechanismus und seine therapeutische Beeinflussung durch Proteaseninhibitoren veranlaßten uns, dieser Fragestellung auch bei der septischen Peritonitis aus den genannten pathogenetischen und pathophysiologischen Zusammenhängen nachzugehen.

Literatur

1. Neue Aspekte der Trasyloltherapie, Band 2 u. 3. Stuttgart: Schattauer l. c. 1969.
2. NAGEL, M.: Trasylol und Peritonitis. Langenbecks Arch. klin. Chir., Kongreßbericht, Tagung der Deutschen Gesellschaft für Chirurgie 1969, München.
3. WACHSMUTH, W.: Peritonitis, Langenbecks Arch. Klin. Chir. 313, 146 (1965).

Zur Pathophysiologie beim septischen Schock

Von **F. K. Beller**

New York University Medical Center, School of Medicine,
Department of Obstetrics and Gynecology, New York

Ich möchte mich zunächst für die freundliche Einladung bedanken, die es mir ermöglicht hat, hervorragende Referate über dieses Thema zu hören und dementsprechend viel zu lernen.

Meine Stellungnahme bezieht sich auf ein paar Punkte, die praktisch von Belang sein mögen.

Hinsichtlich der Infektion mit *gramnegativen* Erregern, muß in einem hohen Prozentsatz mit einer Mischinfektion von *grampositiven* Erregern, insbesondere Clostridium-Arten gerechnet werden. Das kann zur Folge haben, daß neben den biologischen Effekten von Endotoxin, solche des α-Toxins von Clostridium-Arten additiv das Krankheitsbild verschlimmern. Wie von meinen Vorrednern skizziert, entsteht der Nierenschaden durch Endotoxine über den pathophysiologischen Mechanismus der disseminierten intravasculären Gerinnung (DIG). Clostridium Exotoxine können offensichtlich nephrotoxisch wirken, ohne daß die Pathogenese dieses Effektes klar ist.

Bezüglich der Entwicklung einer Nierenrindennekrose als Folge der DIG möchte ich darauf hinweisen, daß fokale Nekrosen in sehr kurzer Zeit nach dem Verschluß der Capillarschlinge des Glomerulum entstehen können. Wie unsere Arbeitsgruppe vor kurzem zeigen konnte, treten nach einer Endotoxininfusion beim Kaninchen die ersten Fibrinniederschläge in den Glomerula nach 6 Std auf; die ersten fokalen Herde von Nekrosen sind bereits 1 Std später, also nach 7 Std erkennbar. [BELLER et al., Amer. J. Obstert. Gynecol. **103**, 544 (1969)]. Nachdem wir begonnen haben, unsere Patienten, die den Endotoxinschock überstanden haben, nierenphysiologisch nachzuuntersuchen, hat sich das gleiche Phänomen ergeben. In einzelnen Fällen waren bis zu 50% der Glomerulumfunktion verloren, obwohl die Patienten nur 3–6 Std im Schockzustand waren. Diese Beobachtung scheint mir im Hinblick auf die Heparintherapie von Bedeutung zu sein.

Herr Prof. LASCH hat mehrfach auf die verschiedenen Phasen des Endotoxinschocks hingewiesen. Im Hinblick auf die Behandlung scheint es uns sehr wichtig, erkennen zu können, in welcher Phase des Schocks sich die

Patientin befindet. Bestimmte Behandlungsformen mögen ausgezeichnet sein für die Frühphase, aber schädlich für die Spätphase und umgekehrt. Der Zeitfaktor ist auch insofern wichtig, als jede spezifische Schockform ihre Latenzphase hat, in der sie behandelt werden kann. Wird diese Latenzphase ohne sachgemäße Behandlung überschritten, dann gleitet der Schock in das irreversible Stadium über. Diese Latenzphase ist in der menschlichen Pathologie wenig untersucht worden. Es kann geschätzt werden, daß sie z. B. beim hämorrhagischen Schock relativ lang ist, wahrscheinlich länger als 24 Std. Diese Zeit verkürzt sich beim Endotoxinschock ganz erheblich. Möglicherweise beträgt diese Zeit bei der Fruchtwasserembolie, um das Extrem anzuführen, nur Minuten. Es scheint mit, daß viele unserer therapeutischen Prinzipien weniger eine Heilung zur Folge haben, als vielmehr die Behandlungsphase verlängern. Das hat sich z. B. für die Behandlung mit hohen Dosen von Nebennierenrindenhormon gezeigt. In meinem Fachgebiet hat dieser Zeitgewinn zur Folge, daß wir weniger Hysterektomien ausführen müssen, da wir länger Zeit haben, um die Patientin sachgemäß zu behandeln und z. B. mit einer Curettage auskommen.

Das wesentlichste Problem besteht aber in der Frühdiagnose. Herr LUDWIG hat ein Bild des von uns entwickelten Endotoxinnachweises gezeigt. Dieser biologische Test hat zwei Nachteile, und wir waren bisher nicht in der Lage, diese Probleme zu lösen: 1. Der Test ist nicht quantitativ. Wir können daher nicht ablesen, ob eine Patientin viel oder wenig zirkulierendes Endotoxin hat. 2. Der Test ist frühestens nach 4–6 Std positiv. Diese Zeit ist viel zu lang, da sich in diesem Zeitraum das Schicksal der Patientin bereits entschieden haben mag.

Wir haben deshalb nach anderen Möglichkeiten gesucht. Es wurde bereits mehrfach das experimentelle Tiermodell der Endotoxininfusion erwähnt, das wir in unserem New Yorker Arbeitskreis unter entscheidender Mitarbeit von Herrn Dr. GRAEFF entwickelt haben. Der Unterschied zum Sanarelli-Shwartzman-Phänomen oder zur generalisierten Shwartzman-Reaktion ist der, daß wir eine subletale Endotoxindosis über 10 Std infundieren, anstelle von zwei subletalen Endotoxininjektionen, im Abstand von 24 Std gegeben werden. Das pathomorphologische Endresultat ist das gleiche, aber wir vermeiden die Überschneidung von zwei biologischen Reaktionen. Die Folge ist, daß wir die biologischen Effekte von zirkulierendem Endotoxin zeitlich genau verfolgen konnten. Dabei ergab sich, daß die Plättchen relativ schnell, schon nach Minuten abfallen. Wie schon erwähnt, ist aber die erste Fibrindeponierung erst nach 6 Std zu erkennen. Nun hat Dr. HOROWITZ mit seinen Mitarbeitern schon beschrieben, daß Endotoxin die Plättchen in vivo und in vitro schädigen. Wir haben diesen Gedanken weiter verfolgt und konnten beobachten, daß dieser Plättchenabfall in der Frühphase eine direkte Endotoxinreaktion ist, die zunächst mit der DIC nicht verbunden ist. Wenn z. B. Heparin mit Endotoxin infun-

diert wird, so kann die DIG verhindert werden, nicht aber der Plättchenabfall. Wir haben bisher überhaupt keinen Stoff gefunden, der dazu in der
Lage wäre.

Im Hinblick auf eine prophylaktische Heparinbehandlung, wie sie von
den Herren KUHN und GRAEFF vorgeschlagen worden ist, haben wir unsere
Patienten mit fieberhaften Aborten genau untersucht. Wir fanden, daß
Patienten mit Fieber über 38° C, die einen positiven Endotoxintest hatten,
in allen Fällen subnormale Plättchenzahlen aufwiesen, also mindestens
unter 200000/cm³. Meistens wurden sie zwischen 100000 und 150000/cm³
beobachtet. Diese Patienten hatten keine weiteren Gerinnungsveränderungen, und sie entwickelten auch kein Schockgeschehen. Wir schließen daraus,
daß Patienten geringe Mengen von zirkulierendem Endotoxin tolerieren können, ohne in den Schock abzuleiten. Da wir aber auf der anderen Seite kein
Testsystem haben, um vorauszubestimmen, welche Patienten in den Schock
abgleiten werden und welche nicht, scheint es uns sinnvoll, alle Patienten
mit fieberhaften Aborten und subnormalen Plättchenzahlen mit Heparin
prophylaktisch zu behandeln. Die subnormalen Plättchenzahlen dienen
dabei als frühdiagnostische Zeichen einer Endotoxinämie.

Bacteraemic Shock

By **D. Wilson**

Londonderry Hospital Management Committee, Altnagelvin Hospital,
Londonderry, Department of Anaesthesiology
(Senior Consultant: Dr. D. S. Wilson)

Bacteraemic shock can be defined as a state of prostration and hypotension caused by the presence of bacteria or bacterial products in the blood.

There is little doubt that Bacteraemic Shock Syndrome is becoming much more frequent – Altmeier et al. (1967) reported that there were only about 10 cases a year in the University of Cincinnati during 1955–1967, but in 1966 there were 115 cases.

It is a condition which not only can arise unexpectedly in a surgical case progressing favorably, but also occur as an additional complication to a patient suffering from traumatic shock.

Anderson et al. (1967) – Hardaway et al. (1967) stress the fact that one of the most disturbing features of septic shock is that it can kill the patient from Obliterative Pneumonitis, although every possible measure has been taken to correct the metabolic and circulatory disturbances.

Short Description of three Cases

1. *Septic Abortion:* (aet. 24 years). Three days standing.

Taken to Operating Theatre with blood Transfusion for D. & C. – Anaesthesia under C_3H_6 + O_2-Catheter urine coloured black. Next day patient was even more oliguric, with renal shut down. Transferred for renal dialysis with eventual recovery.

2. *Vaginal Hysterectomy and Repair* – (aet. 65 years).

Successful operation but on 8th day, patient had high temperature – 103° F, B. P. 70/? – very rapid thready pulse. Differential diagnosis of myocardial infarction and pulse. Differential diagnosis of myocardial infarction and pulmonary embolism excluded. Recovered on O_2 therapy, intravenous infusions, anti-biotic therapy, and intravenous cortisone. (E. Coli infection).

3. *Cysto-diathermy*: male aet. 60 years – Controlled Diabetic.

Sudden collapse on 3rd day. Resuscitated with intravenous infusion + cortisone + anti-biotic. Bacterial endocarditis – death. (E. Coli infection).

Conclusions

In my opinion, success of treatment depends on the awareness of the Bacteraemic Shock Syndrome, and starting active treatment with intravenous infusions, cortisone, and a broad spectrum anti-biotic, and not waiting for blood culture results.

Zusammenfassung

Der bakterielle Schock kann als eine Hypotension definiert werden, die durch Bakterientoxine verursacht wird. Es besteht kein Zweifel daran, daß das Bild des bakteriellen Schocks in der letzten Zeit immer häufiger vorgefunden wird. So berichtete Altemeier et al. (1967) lediglich über 10 Fälle pro Jahr in der Zeit von 1955–1957. Im Jahr 1966 wurden dagegen schon 115 Fälle beobachtet. Der bakterielle Schock kann auch postoperativ auftreten, man findet ihn besonders häufig nach einem traumatischen Schock. Anderson et al. (1967) und Hardaway (1967) haben mitgeteilt, daß beim septischen Schock oft eine obliterative Pneumonie die Todesursache war. Der letale Ausgang kann jedoch auch durch metabolische Entgleisungen oder zirkulatorische Disregulation eintreten.

Die klinischen Erfahrungen (3 Fälle: septischer Abort, vaginale Hysterectomie und Cysto-Diathermie) zeigen, daß eine rechtzeitige Diagnose und Therapie den letalen Ausgang beim bakteriellen Schock verhindern können.

References

1. Altemeier, W. A., Todd, J. C., Inge, W. W.: Ann. Surg. **166**, 530 (1967).
2. Anderson, R. W., James, P. M., Bredenberg, C. E., Hardaway, R. M.: Ann. Surg. **165**, 341 (1967).
3. Hardaway, R. M., James, P. M., Anderson, R. W., Bredenberg, C. E., West, R. L.: J. Amer. med. Ass. **199**, 779 (1967).

Septischer Schock in der Gynäkologie
Diskussionsbemerkung

Von **L. Beck**

Aus der Universitäts-Frauenklinik Mainz
(Direktor: Prof. Dr. V. Friedberg)

Im Vordergrund der Ursachen des septischen Schocks in der Gynäkologie und Geburtshilfe steht der infizierte Abort und die Chorionamnionitis. Die Einschwemmung von infektiös-toxischen Stoffen in das venöse Gefäßsystem erfolgt bei dem gut durchbluteten schwangeren Uterus wesentlich häufiger als bei infektiösen Prozessen in anderen Organen. Aber auch vom nicht schwangeren Uterus kann ein septischer Schock ausgehen. Wir führten an der Universitäts-Frauenklinik Mainz bei einer Frau in der Menopause mit Pyometra zur histologischen Klärung eine Abrasio durch, bei der aber nur nekrotisches Gewebe gewonnen wurde, so daß eine zweite Ausschabung mit mehr Material erforderlich wurde. Einige Stunden danach stellten sich septische Temperaturen mit einem protrahierten Endotoxinschock ein. Gleichzeitig bestand eine Blutgerinnungsstörung mit Thrombocytensturz und Veränderungen im Thrombelastogramm. Anhand dieses Beispieles soll darauf hingewiesen werden, daß auch außerhalb der Schwangerschaft vom Uterus ein septischer Schock ausgehen kann, wenn artifiziell das Gefäßsystem eröffnet wird. Dies ist möglich, wenn bei einer Pyometra die Cervix stark dilatiert oder der Uterus forciert abradiert wird.

Die Frage nach der Indikation zur Hysterektomie beim septischen Schock ist keineswegs klar beantwortet. Die Resultate sind unbefriedigend, wenn die Operation als letzte Maßnahme beim Versagen einer medikamentösen Therapie angewandt wird. Sie erscheint uns nur dann indiziert, wenn zu erwarten ist, daß mit der Entfernung des Uterus auch der Ausgangsherd des septischen Prozesses beseitigt werden kann.

Sehr häufig geht die Sepsis von einer Thrombophlebitis im Bereich der Beckenvenen aus. In diesen Fällen ist die Hysterectomie sicher ohne Erfolg. Wir haben vor 2 Monaten bei einer Frau mit septischen Temperaturen nach artifiziellem Abort den Uterus exstirpiert. Dieser Fall war erfolgreich, da sich eine Abszeßhöhle in einem erweichten Fundusmyom ausgebildet und von der die Sepsis seinen Ausgang genommen hat. Diese Fälle sind aber sehr selten.

Round-table-Gespräch

Pathogenese und Therapie des septischen Schocks

Vorsitz : Prof. Dr. F. W. Ahnefeld (Ulm)
Priv. Doz. Dr. M. Halmágyi (Mainz)

Teilnehmer : F. K. Beller (New York)
U. Bleyl (Heidelberg)
F. Enderlin (Basel)
H. G. Lasch (Gießen)
H. Ludwig (München)
H. Lutz (Mannheim)
M. Müller-Berghaus (Gießen)
G. Stark (Nürnberg)

F. W. Ahnefeld: Ich möchte einige der wichtigsten Fragen, die einmal die Pathophysiologie, und dann besonders aber auch die Diagnose und Therapie betreffen, diskutieren. Beginnen wir also zunächst mit Fragen der Pathophysiologie, indem ich Herrn Lasch frage: „Ist das Ausmaß des Hämostaseneffektes abhängig von der einwirkenden Endotoxindosis und weiter im Zusammenhang damit, gibt es temporär begrenzte Einwirkungen des Endotoxins, ohne daß also das voll ausgeprägte Krankheitsbild in der Klinik in Erscheinung tritt?"

H. G. Lasch: Nach großen Endotoxindosen sterben die Tiere im Experiment am Kreislaufversagen, bevor Gerinnungsveränderungen entwickelt werden, so daß zumindest hier keine Dosiswirkungskurve aufzuzeichnen ist. Für das Zustandekommen der Gerinnungsveränderungen braucht der Organismus also eine gewisse Zeit. Zum anderen glaube ich, daß bei prädisponierenden Komponenten, z. B. bei Hypovolämie der auslösende Reiz sehr viel geringer dosiert sein muß, um von gleicher Effektivität zu sein. Das ist von der Hämostase sehr einfach zu verstehen, wenn wir uns vorstellen, daß unter normalen Bedingungen ja auch schon ständige, allerdings nicht manifest werdende Umsätze im System der Hämostase in der Blutbahn stattfinden, und daß das retikuloendotheliale System auch unter normalen Bedingungen die Hämostase durch seine Abräumfunktion herstellt. Besteht jetzt eine verlangsamte Zirkulationsgeschwindigkeit, aus was für Gründen auch immer, kommt es sehr leicht durch Anstauung solcher im Stoffwechselprozeß der Hämostase entstandenen Substanzen zur vermehrten Gerinnbarkeit, d. h. zur Hypercoagulabilität.

Die zweite Frage, ob es flüchtige Formen des Endotoxin bedingten Geschehens gibt, glaube ich sicher beantworten zu können. Wir kennen aus der Klinik Bilder, bei denen eine vorübergehende Aktivierung der Gerinnungsvorgänge eintritt, die sich aber sehr rasch einfach durch die Volumensubstitution zurückbildet.

F. W. Ahnefeld: Können Sie uns, Herr Lutz, die wesentlichsten Unterschiede sagen, die in der Hämodynamik bei gramnegativen und grampositiven Erregern bestehen?

H. Lutz: Aufgrund tierexperimenteller Untersuchungen findet man bei grampositiven Erregern einen starken Abfall des Herzzeitvolumens und einen sehr hohen Anstieg des peripheren Widerstandes, während man bei gramnegativen Erregern nur einen geringeren Abfall des Herzzeitvolumens und auch einen Abfall des peripheren Widerstandes sieht. Im übrigen handelt es sich beim klinischen Bild des Endotoxinschocks aber nie um eine reine Form, sondern um eine Mischform, so daß das für die Praxis eigentlich keine wesentliche Bedeutung haben dürfte.

F. W. Ahnefeld: Ich glaube, eine wichtige Frage für den klinischen Bereich ist die, bei welchen Erkrankungen überhaupt die Gefahr eines Endotoxinschocks besteht, und in welchem Umfange Alter, Geschlecht und Schwere des Eingriffs eine Rolle spielen.

H. Ludwig: Wir beobachten eine bestimmte Prädisposition der Graviden zu diesen endotoxischen Schockzuständen. Eine Rolle dabei spielen sicher auch die kurzen Drainagewege; der gravide hyperämisierte Uterus mit unvollständig erweitertem Muttermund ist nach außen hin mangelhaft drainiert, so daß es bei einer uterinen Infektion leicht zur Erregereinschwemmung kommt.

F. W. Ahnefeld: Können Sie, Herr Enderlin, diese Frage aus dem chirurgischen Bereich ergänzen?

F. Enderlin: Auch im Fach der Chirurgie kennen wir Krankengruppen, die für einen Endotoxinschock disponiert sind. In überwiegendem Maße handelt es sich um Carcinomträger, Patienten mit Erkrankungen der ableitenden Harnwege und Schwerverbrannte, ferner Diabetiker, Fettleibige oder Patienten mit Krankheiten des Blutes und der Leber, vor allem Cirrhose. Im Gegensatz zum gynäkologischen Krankengut, in welchem die junge Frau dominiert, ist es bei uns der alte Mann.

In welchem Umfang die Schwere einer Operation an der Entstehung eines Endotoxinschocks beteiligt ist, läßt sich weniger präzis ausdrücken. Es ist sicher nicht so, daß das Risiko einer späteren septischen Komplikation der Größe eines Eingriffes parallel geht. Vielmehr können gewisse anatomische und pathophysiologische Gegebenheiten – operative Manipulationen auf engem Raum, vorbestehende Infektionen, ungenügende Drainage – ein Operationsgebiet zum Ausgangspunkt eines septischen Schocks machen. Dies gilt gerade auch für verhältnismäßig leichte Eingriffe, in der Urologie z. B.: Endoskopien, Prostatabiopsie, transurethrale Resektionen etc., oder etwa in der Chirurgie der Gallenwege: Spülung und Druckmessung durch ein Kehrsches Choledochus-Drain. Weit häufiger sind es jedoch, zumindest in unserem Krankengut, postoperative Komplikationen der großen Abdominal- und Thoraxchirurgie, die als Nahtinsuffizienz, versteckte Abscesse oder infizierte Hämatome, oft kombiniert mit Hypovolämie und Resistenzverminderung, einen septischen Schock auslösen.

F. W. Ahnefeld: Nun eine Frage von Wichtigkeit: Ist die Peritonitis in jedem Falle als Endotoxinschock zu deuten?

C. Burri: Ich glaube nicht, daß man heute sagen kann, die Peritonitis sei in jedem Falle Ursache eines Endotoxinschocks. Der Patient, der mit einer diffusen Peritonitis zu uns kommt, ist in seinem Allgemeinzustand sicher stark reduziert, aber wir sehen wenig Fälle, die sich im Schock befinden. Um aus dieser Situation nicht einen Endotoxinschock entstehen zu lassen, müssen wir eine Prophylaxe betreiben: Volumen und Elektrolyte müssen substituiert, Antibiotika gegeben werden und der chirurgische Eingriff zur Beseitigung der Peritonitisursache baldmöglichst durchgeführt werden. Eine Überwachung der Herz- und Kreislaufsituation ist dringend angezeigt. Die Peritonitis ist also nicht identisch mit einem Endotoxinschock, sie ist möglicherweise ein Vorstadium.

F. W. Ahnefeld: Welche Gerinnungsveränderungen sind obligatorisch für den Endotoxinschock?

H. G. Lasch: Obligatorische Veränderungen für den Endotoxinschock gibt es eigentlich meiner Ansicht nach nicht. Gerade jene Frühform, die mit einem akuten Rechtsversagen des Herzens einhergeht, zeigt praktisch noch gar keine Gerinnungsveränderungen und ist sicher schon auf Endotoxin zurückzuführen. Dennoch findet man in der Regel einen Abfall der Thrombocyten, man findet eine im Thrombelastogramm und auch mit anderen Methoden zu erfassende Hypercoagulabilität.

Die Thrombocytenzahl, die Gerinnungszeit und die partielle Thromboplastinzeit sind also Tests, die einem schon erste Hinweise liefern können.

F. K. Beller: Herr LASCH hat vollkommen recht, es gibt keine obligatorischen Zeichen, aber wir sind der Meinung, daß der Thrombocytenabfall dem Stadium der disseminierten intravasalen Gerinnung lange vorausgeht. Wenn Sie eine niedrige Plättchenzahl finden, zumindest unter

200000 oder unter besser 150000 und wenn der Patient zusätzlich fiebert, sonst aber keine weiteren Symptome bietet, dann ist das schon ein guter Hinweis, daß eine Endotoxinämie vorliegt.

F. W. Ahnefeld: Welche diagnostischen Parameter der generalisierten Gerinnungsstörung sollen wir in der Klinik verwenden, d. h. welche Untersuchungen wären wünschenswert?

M. Müller-Berghaus: Auf jeden Fall sollte man die Thrombocyten zählen, und zwar in häufigen Abständen, weil nur das zeitliche Verhalten der Thrombocytenzahl von Wichtigkeit ist. Fernerhin sollte man obligatorisch das Fibrinogen im Plasma bestimmen. Ein ganz einfacher Test, um nachzuweisen, ob überhaupt ein Gerinnungspotential vorhanden ist, ist der sog. Clot-Observation-Test: Man läßt das Patientenblut in ein Reagenzröhrchen laufen und beobachtet, ob ein Gerinnsel entsteht. Falls sich ein solches nach kurzer Zeit wieder auflöst, ist das ein Hinweis auf eine überschießende Fibrinolyse.

Wie häufig sollte man die Bestimmungen durchführen? Das hängt davon ab, wie schnell sich das klinische Bild ändert. Unter Umständen sollte man die Thrombocytenzahl stündlich bestimmen, sonst ist die Überwachung vielleicht in 4–6stündigem Abstand sinnvoll.

Ein intravasaler Gerinnungsprozeß ist durch den Nachweis von Fibrinmonomer mit Hilfe des Äthanoltests bewiesen.

F. W. Ahnefeld: In welchem Umfange ist die Organfunktion von einer vorausgegangenen disseminierten intravasalen Gerinnung abhängig?

U. Bleyl: Von einer Organfunktionsstörung auf dem Boden einer disseminierten intravasalen Gerinnung werden insbesondere solche Organe betroffen, die funktionelle Endarterien besitzen. Daneben lassen sich relativ häufig Funktionsstörungen in Organen und Organsystemen demonstrieren, die neben ihrem nutritiven keinen eigenständigen funktionellen Kreislauf besitzen. In sog. Zweistromländern werden dagegen häufig keine unmittelbar durch die mikrothrombotische Verlegung der terminalen Strombahn induzierten Organfunktionsstörungen nachweisbar. Die charakteristischen, wenn auch nicht pathognomonischen Befunde im Bereich der Lungen sind beispielsweise relativ selten unmittelbare Folgen der disseminierten intravasalen Gerinnung, vielmehr morphologischer und pathogenetischer Ausdruck des übergeordneten Kreislaufschocks in seinen verschiedenen Phasen, d. h. Ausdruck der ubiquitär in der Lungenstrombahn auftretenden Zirkulationsstörungen und der generalisierten plasmatischen Hypercoagulabilität. Für Organfunktionsstörungen im Bereich der Nebenniere und der Hypophyse nach disseminierter intravasaler Gerinnung bestehen offenbar organeigentümliche Sonderbedingungen. Es erscheint aber immer wieder notwendig zu differenzieren, ob die im endotoxischen

Schock auftretenden Organfunktionsstörungen als Folge der Kreislauf-
störungen, als Folge einer disseminierten intravasalen Gerinnung, als Folge
einer manifesten hämorrhagischen Diathese oder als Folge lokaler oder
generalisierter Permeabilitätsstörungen zu werten sind.

H. G. Lasch: Diese sekundären Organschäden haben natürlich für
den Endotoxinschock nichts Charakteristisches, da sie bei allen Schockformen auftreten können. Wir kennen Patienten, die die ganze Schocksituation zunächst gut überwunden haben, sich dann aber einer extrakorpo-
ralen Hämodialysebehandlung unterziehen mußten und schließlich an ihrer
irreversiblen Nierenrindennekrose verstarben.

Auch haben wir gar nicht so selten bei Patienten im Endotoxinschock
gesehen, daß nach Rückbildung des primären Schockgeschehens die Ateminsuffizienz mehr und mehr in den Vordergrund trat. Wir mußten mit immer höheren Drucken beatmen, bis die Patienten an einer totalen alveolären
Hypoventilation erstickt sind. Entstanden ist dieses Bild höchstwahrscheinlich durch Zirkulationsstörungen in der Lunge mit nachfolgenden alveolären Fibrindepositionen.

F. K. Beller: Die Organschäden sind sicher unspezifisch, sie entstehen
durch Verlegung der Zirkulation mit Fibrin. Es entsteht dann eine ischämi-
sche Nekrose und die führt in der Niere zur Nierenrindennekrose. Vom
klinischen Standpunkt ist es natürlich wichtig zu wissen, ob der Patient
schon Organschäden davongetragen hat. Darauf gibt es einige Hinweise:
1. Ein indirektes Maß ist der Lactatanstieg,
2. mit der Fibrinierung steigt offensichtlich das Hämoglobin im Plasma
an und
3. die Urokinaseausscheidung im Urin nimmt ab.
Die Messung der Urokinase ist jedoch schwierig.

H. Ludwig: Gelegentlich ist die Abgrenzung eines organischen Nieren-
schadens von einer Schockniere außerordentlich schwierig, so daß man zu
heroischen diagnostischen Mitteln gezwungen ist, nämlich zur Nierenbiopsie. Wir haben in einem Fall durch die Nierenbiopsie die Fibrinierung
von Glomerula nachgewiesen und durch therapeutische Fibrinolyse den
Patienten am Leben erhalten.

F. W. Ahnefeld: Von ganz wesentlichem Interesse ist, welche Laboruntersuchungen für die Diagnostik und die Beurteilung der Therapie im
Ablauf des Endotoxinschocks durchgeführt werden müssen.

F. Enderlin: Da es sich ohne Ausnahme um Kranke im kritischen Zustand handelt, außerdem keiner unter ihnen als Endotoxinschock etikettiert
ist und schließlich sehr oft auch kardiogene und hypovolämische Komponenten am Schockgeschehen beteiligt sind, kann es sich nur darum handeln,

eine Differentialdiagnose zu erarbeiten. Dazu müssen wir alle Untersuchungen, die uns die Laboratorien einer gegebenen Klinik ausführen können, benützen: hämodynamische, metabolische, respiratorische, bakteriologische und die bereits diskutierten gerinnungsanalytischen, das alles natürlich neben den Basisuntersuchungen der Serum- und Urinelektrolyte, der Osmolarität, der Blutplatten und der Blutbilder.

Zwei Momente sind dabei in der klinischen Praxis besonders bedeutsam: Ein Einzelergbnis muß stets im Zusammenhang mit den anderen Resultaten und mit dem klinischen Gesamteindruck beurteilt werden, und zweitens sind die Untersuchungen in regelmäßigen Abständen und diktiert von der individuellen Notwendigkeit zu wiederholen.

F. W. Ahnefeld: Gibt es wesentliche klinische Symptome auf die man bei der Entstehung des Endotoxinschocks oder in dessen Ablauf zu achten hätte?

H. Lutz: Mir erscheint doch wichtig, daß die Hyperventilation als ein sehr wesentliches klinisches Kriterium bezeichnet wird, ebenso die früh nachweisbare Oligurie. Man wird also mit Hilfe der Blutgasanalyse frühzeitig eine respiratorische Alkalose finden, die später dann in eine metabolische Acidose umschlägt. Ich habe vermißt, daß die Gynäkologen und Internisten das Kriterium der Hyperventilation so wenig genannt haben. Sieht man das weniger in der Gynäkologie oder ist es nur nicht registriert worden?

H. G. Lasch: Die Hyperventilation kann ich einfach nicht als etwas Spezifisches ansehen. Beim Schock, der z. B. durch eine Lungenembolie hervorgerufen wird, sehen Sie die gleiche Hyperventilation. Da wir uns um eine Differentialdiagnose bemühen, haben wir diese vielleicht nicht so betont.

H. Lutz: Wir beobachten aber im chirurgischen Krankengut bei den septischen Schockfällen stets eine verstärkte Hyperventilation, die im Gegensatz zu allen anderen Schockformen steht. Ich möchte nun Herrn AHNEFELD fragen, ob er das bestätigen kann.

F. W. Ahnefeld: Ich kann es bestätigen und möchte versuchen, zu vermitteln. Ich würde sagen, die Tachypnoe ist das unspezifische Spezificum, das wir hierbei haben. Nur die Vielzahl dieser unspezifischen und sehr undeutlichen Symptomatik, die man addieren muß, ist vielleicht pathognomonisch für den Endotoxinschock. Wir haben sehr häufig diese Tachypnoe als ersten Hinweis gefunden und auch das überwachende Personal angewiesen, sofort zu alarmieren, wenn eine solche Situation auftritt. Nun wollen wir zur Prophylaxe des Endotoxinschocks übergehen. Wie steht es mit der Anwendung von Heparin?

H. Ludwig: Fieberhafte Aborte erhalten eine prophylaktische Infusion mit Alpha-Heparin, und zwar verwenden wir 20000 IE Alpha-Heparin pro 24 Std bei einer etwa 50 kg schweren Frau, während eine 70 kg schwere Frau 30000 IE pro 24 Std erhält. Als Infusionsmedium für die ersten 2 Std bevorzugen wir ein Dextran 40 wegen seiner desaggregierenden Wirkung. Das ist wahrscheinlich ein unspezifischer Effekt, darum braucht man – auch im Hinblick auf die mögliche Überfüllung der Lungenstrombahn – nicht an *einem* Expander festzuhalten, sondern man sollte variieren. Nachteile erwachsen aus der Heparin-Prophylaxe nicht, auch nicht im Hinblick auf eine evtl. notwendig werdende operative Intervention.

F. W. Ahnefeld: Ich darf Herrn STARK bitten, uns seine Erfahrungen mitzuteilen.

G. Stark: Zur Klärung der Frage, ob die prophylaktische Gabe von Heparin einen Einfluß auf das Auftreten und den Verlauf des Endotoxinschocks hat, wurde in den letzten 3 Jahren an der Städtischen Frauenklinik Nürnberg bei allen Aborten folgendermaßen vorgegangen: Im ersten Jahr keine Prophylaxe, im zweiten Jahr ausgewählte Prophylaxe (fieberhafte Aborte über 39° C, Schüttelfröste), im dritten Jahr prophylaktische Behandlung aller fieberhaften Aborte (Temperatur über 38° C, Schüttelfröste, suspekte Anamnese auf kriminellen Eingriff). Es ergaben sich dabei folgende Zahlen:

Jahr	alle Aborte	Fieberh. Aborte	Endotoxin-schock	Todesfälle
1	800	200	6	3
2	740	210	6	2
3	730	208	2	0

Aufgrund der vorliegenden Zahlen halten wir die großzügige prophylaktische Behandlung aller fieberhaften Aborte mit Heparin für einen wesentlichen Faktor, um die schweren letalen Zustände eines Endotoxinschocks zu vermeiden.

F. W. Ahnefeld: Herr LASCH, Sie können noch einiges ergänzen?

H. G. Lasch: Ich wollte noch etwas zur Heparin-Prophylaxe sagen, weil uns immer wieder die Gefahr der aufkommenden Blutung entgegengehalten wird. Sie brauchen bei einer Dosierung von 30000 IE pro 24 Std im Dauertropf nicht zu befürchten, daß massive Blutungskomplikationen auftreten. Im Gegenteil, gelegentlich lassen sich unter der Heparininfusion Blutungen zum Stillstand bringen, einfach deshalb, weil der Verbrauch unterbrochen wird. Aufgrund der vielen Erfahrungen in der ganzen Welt möchte ich die Heparin-Prophylaxe ganz nachdrücklich empfehlen.

F. W. Ahnefeld: Was ist zu dieser Frage von chirurgischer Seite zu sagen?

F. Enderlin: Aus der Sicht des Chirurgen habe ich gewisse Bedenken. Die große Mehrzahl unserer Kranken auf der Intensivstation ist potentiell schockgefährdet, aber in den ersten postoperativen Tagen nicht so sehr im Hinblick auf einen septischen, als vielmehr in Richtung auf einen hypovolämischen Kreislaufzusammenbruch. Wir müssen deshalb Nützlichkeit und Gefahren einer prophylaktischen Heparingabe gegeneinander abwägen, und vor allem das Risiko von Nachblutungen und Hämatomen im Auge behalten. Aus diesen Gründen befürworten wir das Heparin als wohlüberlegte Therapiemaßnahme, nicht aber im Sinne einer generellen Prophylaxe.

F. W. Ahnefeld: Gibt es darüber hinaus allgemeine Maßnahmen, die prophylaktisch oder bei der Verdachtsdiagnose Endotoxinschock zur Anwendung kommen sollten?

F. K. Beller: Wenn sich ein Patient im Schock befindet, können wir nicht mehr von Prophylaxe reden, sondern dann ist der Einsatz einer Therapie notwendig. Nach unserer Erfahrung ist die Corticosteroidtherapie eine entscheidende Cäsur in der Therapie des Endotoxinschocks gewesen. Von diesem Zeitpunkt an konnten wir die Mortalität auf etwa 20 % senken, und ich glaube, daß die Gabe von Corticosteroiden dazu einen wesentlichen Beitrag leistete.

F. W. Ahnefeld: Ist die Anwendung maximaler Steroiddosen zu empfehlen? Herr Lutz, würden Sie bitte darlegen, welche Wirkungsmechanismen man zugrunde legt?

H. Lutz: Corticosteroide in pharmakologischer Dosierung haben zwei Angriffspunkte: a) am hämodynamischen System, b) am Stoffwechsel. Hämodynamisch bewirken sie eine Weitstellung der Peripherie und eine Steigerung der Contractilität des Herzens. Am Stoffwechsel steigern sie die Gluconeogenese. Außerdem wird durch Corticosteroide die lysosomale Membran der Zelle gefestigt.

F. W. Ahnefeld: Herr Beller, Sie berichteten gestern darüber, daß man bisher diese hohen Dosen fraktioniert verabreicht hätte.

F. K. Beller: Das ist richtig. Seit einem halben Jahr jedoch geben wir die gesamte Dosis von 2–2,5 g (als Hydrocortison) als einmalige Injektion. Wenn der Patient daraufhin nicht mit einer Verbesserung seiner Situation reagiert, kann man auch mit einer wiederholten Corticosteroidgabe nichts mehr erreichen.

7*

F. W. Ahnefeld: Ist es sinnvoll, – wenn man den pathogenetischen Mechanismus zugrunde legt, – frühzeitig Antihistaminika zu geben?

H. G. Lasch: Nein, die Wirkung ist so fraglich, daß ich die Antihistaminikagabe nicht empfehlen würde.

F. W. Ahnefeld: Das Geschehen ist also schon abgelaufen, bevor man überhaupt eingreifen kann.

Eine entscheidende Frage ist die frühzeitige Anwendung von Antibiotika. Verstärken bactericid wirkende Mittel den Endotoxinschock und welches Antibioticum sollte man geben?

H. G. Lasch: Es wird oft diskutiert, ob ein solches toxisches Geschehen durch eine vermehrte Bactericidie ausgelöst werden kann. Ich glaube, daß die antibiotische Therapie unbedingt und konsequent und höchstdosiert durchgeführt werden sollte, daß man aber, um eine möglicherweise auftretende endotoxische Reaktion zu vermeiden, gleichzeitig Heparin geben sollte.

F. K. Beller: In den letzten 10 Jahren ist es zu einem fraglichen Anstieg von endotoxinschockähnlichen Zuständen gekommen. Eine Zunahme von solchen septischen Ereignissen hat man in Amerika früher beobachtet, als in Europa. Man könnte nun argumentieren, daß das zu Lasten der Antibiotika geht, die in Amerika eher in hohen Dosen verabreicht worden sind als in Europa. Das ist eine Möglichkeit, aber es kann natürlich auch so sein, daß wir gelernt haben, diese Fälle eher zu diagnostizieren, daß sie eben früher doch häufig auch von dem Pathologen übersehen worden sind.

F. W. Ahnefeld: Bei den endotoxinschockgefährdeten Patienten besteht immer die Gefahr des Nierenversagens oder zumindest der Einschränkung der Nierenfunktion. Hat das irgendeinen Einfluß auf die zu wählende Anfangsdosierung?

C. Burri: Wenn wir den Erreger noch nicht kennen, verabreichen wir ein synthetisches Penicillin, bei uns ist dies das Ampicillin, und zwar grammweise. Die Initialdosis bleibt unabhängig von der Nierenfunktion immer gleich, indessen kontrollieren wir in den folgenden 24 Std die Nierenleistung sehr genau und reduzieren dann auch bei eingeschränkter Funktion die Antibiotikadosis entsprechend.

F. W. Ahnefeld: Eine weitere Frage zur spezifischen Therapie des Hämostasedefektes ist die Anwendung von Streptokinase. Kann man verbindliche Empfehlungen geben, unter welchen Voraussetzungen, zu welchem Zeitpunkt und in welcher Dosierung man das tun sollte?

H. G. Lasch: Meiner Ansicht nach hat die Streptokinasetherapie das Stadium des Tierexperiments gerade erst verlassen. Ich glaube, daß der Einsatz fibrinolytisch wirkender Substanzen eine entscheidende therapeutische Tat darstellt, zumal wir in Einzelfällen am Patienten erstaunliche Effekte gesehen haben, die die experimentellen Erfahrungen bestätigen. Wir geben 200000 IE Streptokinase im Schuß und dann 100000 IE pro Stunde. Ich würde also den Einsatz der Streptokinase unter drei Bedingungen empfehlen: 1. Man kommt mit seiner Therapie einfach nicht weiter, 2. man kennt die Gefahren der Streptokinasebehandlung – auch hier ist es wieder eigentlich nur die Blutungskomplikation und 3. man kann die Behandlung gut überwachen.

F. W. Ahnefeld: Herr BELLER, gibt es eine Indikation für die Verwendung von Trasylol beim Endotoxinschock?

F. K. Beller: Ich kann das sehr klar beantworten: „Nein". Die fragliche Wirkung der Kinine im Beginn des Schockgeschehens ist unter experimentellen Bedingungen unklar, im übrigen gilt das gleiche, was Herr LASCH bereits für die Antihistaminika gesagt hat, die Trasylolgabe käme zu spät.

Auf jeden Fall ist das fibrinolytische System des Organismus beim endotoxischen Schock ein Defensmechanismus. Was Herr LASCH mit der Streptokinasetherapie erreichen will, ist ja nur das, was der Organismus unvollständig selbst versucht, nämlich die Fibringerinnsel wieder aufzulösen. Wenn Sie nun einen Fibrinolyseinhibitor einsetzen, verhindern Sie diesen wichtigen Mechanismus.

F. W. Ahnefeld: Wir hätten sicher noch viele Fragen zu diskutieren, dennoch will ich versuchen, unsere Diskussion kurz zusammenzufassen.

Der Endotoxinschock wird also humoral ausgelöst, und er betrifft sehr frühzeitig die Hämostase. Seine Auslösung ist nicht abhängig von der Schwere eines Eingriffes oder einer Manipulation, jedoch spielen prädisponierende Faktoren eine entscheidende Rolle. Für die Diagnostik erscheint das Erkennen der Frühsymptomatik wichtig, deshalb müssen gerade gefährdete Patienten so gut wie möglich überwacht werden. In diesem Zusammenhang ist im wesentlichen der Thrombocytenabfall und die früh auftretende Tachypnoe zu nennen. Es gibt keine spezifischen diagnostischen Kriterien, lediglich die Vielzahl einzelner Symptome kann die Diagnose Endotoxinschock erhärten. Für die Prophylaxe hat sich zumindest in der Gynäkologie das Heparin bewährt, als wichtige Therapeutika sind die Corticosteroide, die Antibiotika und schließlich auch die Streptokinase zu nennen. Alle anderen Maßnahmen bewegen sich auf der Basis, die für die Durchführung einer Intenvsitherapie allgemeine Gültigkeit hat.

Summary

The papers summarized here were presented at the *symposium on intensive therapy in circulatory and renal failure* held in Mainz on September 26th and 27th, 1969.

H. G. Lasch opened the section on *"Intensive therapy and septic shock"*. The early phase of endotoxic shock is dominated by primary hemodynamic changes. The increased resistance in the pulmonary circulation is not due to aggregations of thrombocytes and changes in blood clotting and therefore is not influenced by heparin. At this stage antihistamines should be administered. Following the early stage, alterations in hemostasis are significant. The late phase of endotoxic shock can be prevented by heparinization. Further, the administration of streptokinase is of great importance. H. Müller-Berghaus emphasized the predominance of hemodynamic changes and cardiac arrhythmias in the early phase of endotoxic shock. In the late phase changes occur in the metabolism and in the clotting system, and hypoxemia follows. The compensatory mechanisms of the organism have to cope with e. g. hyperlipidacidemia, increased blood clotting, inhibition of physiological fibrinolysis followed by precipitation of fibrin in peripheral blood vessels, and metabolic acidosis. V. Bleyl stated that there is no specific patho-anatomical substrate of septic shock. In the early phase signs of maximal vasoconstriction and right heart failure are found. Changes of the late phase include: intravascular blood clots, signs of hemorrhagic diathesis caused by loss of clotting factors and the effects of these alterations on the peripheral and internal organs, i. e. bilateral necrosis of the renal cortex, necrosis of the hypophysis, mucosal ulcerations of the gastro-intestinal tract with profuse hemorrhage, necrotizing encephalopathy, hemorrhagic changes of the adrenal glands, multiple intracutaneous hemorrhages, hemorrhagic pulmonary edema. C. Burri observed that in animal experiments irreversible shock and septic shock take the same course. It was shown that in hypovolemic shock in rabbits two different toxins originate in the bowel wall and in intestinal contents. The toxic substance seems to be closely related to the bacterial endotoxin. H. Ludwig reported that endotoxic shock caused by highly febrile abortions is rare; however, the mortality rate is high. Intravascular clotting (microthrombosis) is observed, but the occurrence is limited to certain organs. The treatment is similar to general shock therapy and includes the prophylactic administration of heparin combined with conservative or operative treatment. Septic shock is observed more often after surgery, according to ENDERLIN et al. The high mortality rate of 50–80% is influenced by the factors: age, primary and secondary disease and the misuse of modern drugs. The early signs as described in the literature were not seen by the authors. The outcome is fatal in patients in whom endotoxic shock becomes an independent secondary disease, moreover, respiratory problems and the primary disease are of great significance. F. W. AHNEFELD et al. remarked on the need for early diagnosis and treatment of endotoxic shock. Therapy can be expected to be effective only if the compensatory mechanisms of the body can be supported and the reduced vital function sustained from outside. This is best accomplished in an intensive-care ward. M. NAGEL reported that newer experiments indicate that vasoactive substances are implicated in septic shock. In cases with septic peritonitis and bowel obstruction, an increased activity of kallikrein was found, especially in the portal circulation. Severe metabolic acidosis existed in all cases. There was a discussion as to whether proteolytic stress and the kallikrein-kinin mechanism are connected with ileus-specific and peritonitis-specific toxins. An additional specific therapy was suggested. F. K. BELLER observed that not every patient with febrile abortion develops septic shock despite a positive endotoxin test, temperature above 38 ° C and a low thrombocyte count. In the absence of reliable tests, he advocates the prophylactic use of heparin in such cases. D. S. WILSON reported on three cases with bacteremic shock and concluded that successful treatment depends on awareness of the syndrome and early active treatment.

In the discussion L. BECK mentioned septic abortion and chorionamnionitis as the primary causes of endotoxic shock in gynecology and obstetrics. Operative interventions are successful only if the cause of the septic process can be removed.

The *round-table discussion* (Drs. AHNEFELD, BELLER, BLEYL, ENDERLIN, HALMÁGYI, LASCH, LUDWIG, LUTZ, MÜLLER-BERGHAUS, STARK) concluded that endotoxic shock is humorally induced. Hemostasis is affected very early. There are no specific criteria for diagnosis. A decreased thrombocyte count and tachypnea are suggestive of septic shock. Prophylactic heparinization is of value in gynecology. Other therapeutic measures include corticosteroids, antibiotics and streptokinase.

Erschienene Bände:

1 Resuscitation Controversial Aspects. Chairman and Editor: Peter Safar. DM 10,—

2 Hypnosis in Anaesthesiology. Chairman and Editor: Jean Lassner. DM 8,50

3 Schock und Plasmaexpander. Herausgegeben von K. Horatz und R. Frey. Vergriffen.

4 Die intravenöse Kurznarkose mit dem neuen Phenoxyessigsäurederivat Propanidid (Epontol©). Herausgegeben von K. Horatz, R. Frey und M. Zindler. DM 21,—

5 Infusionsprobleme in der Chirurgie. Unter dem Vorsitz von M. Allgöwer. Leiter und Herausgeber: U. F. Gruber. DM 7,20

6 Parenterale Ernährung. Herausgegeben von K. Lang, R. Frey und M. Halmágyi. DM 19,60

7 Grundlagen und Ergebnisse der Venendruckmessung zur Prüfung des zirkulierenden Blutvolumens. Von V. Feurstein. DM 9,60

8 Third World Congress of Anaesthesiology. DM 24,—

9 Die Neuroleptanalgesie. Herausgegeben von W. F. Henschel. DM 36,—

10 Auswirkungen der Atemtechnik auf den Kreislauf. Von R. Schorer. DM 14,—

11 Der Elektrolytstoffwechsel von Hirngewebe und seine Beeinflussung durch Narkotica. Von W. Klaus. DM 19,80

12 Sauerstoffversorgung und Säure-Basenhaushalt in tiefer Hypothermie. Von P. Lundsgaard-Hansen. DM 18,—

13 Infusionstherapie. Herausgegeben von K. Lang, R. Frey und M. Halmágyi. DM 39,60

14 Die Technik der Lokalanaesthesie. Von H. Nolte. DM 6,—

15 Anaesthesie und Notfallmedizin. Herausgegeben von K. Hutschenreuter. DM 48,—

16 Anaesthesiologische Probleme der HNO-Heilkunde und Kieferchirurgie. Herausgegeben von K. Horatz und H. Kreuscher. DM 9,60

17 Probleme der Intensivbehandlung. Herausgegeben von K. Horatz und R. Frey. DM 19,80

18 Fortschritte der Neuroleptanalgesie. Herausgegeben von M. Gemperle. DM 19,80

19 Örtliche Betäubung: Plexus brachialis. Von Sir Robert R. Macintosh und W. W. Mushin. DM 12,—

20 Anaesthesie in der Gefäß- und Herzchirurgie. Herausgegeben von O. H. Just und M. Zindler. DM 39,60

21 Die Hirndurchblutung unter Neuroleptanaesthesie. Von H. Kreuscher. DM 19,80

22 Ateminsuffizienz. Von H. L'Allemand. DM 22,—

23 Die Geschichte der chirurgischen Anaesthesie. Von Thomas E. Keys. DM 48,—

24 Ventilation und Atemmechanik bei Säuglingen und Kleinkindern unter Narkosebedingungen. Von J. Wawersik. DM 32,—

25 Morphinartige Analgetica und ihre Antagonisten. Von Francis F. Foldes Mark Swerdlow, and Ephraim S. Siker. DM 68,—

26 Örtliche Betäubung: Kopf und Hals. Von Sir Robert R. Macintosh und M. Ostlere. DM 42,—

27 Langzeitbeatmung. Von Ch. Lehmann. DM 24,—

28 Die Wiederbelebung der Atmung. Von H. Nolte. DM 8,—

29 Kontrolle der Ventilation in der Neugeborenen- und Säuglingsanaesthesie. Von U. Henneberg. DM 19,80

30 Hypoxie. Herausgegeben von R. Frey, K. Lang, M. Halmágyi und G. Thews. DM 48,—

Erschienene Bände (Fortsetzung):

31 Kohlenhydrate in der dringlichen Infusionstherapie. Herausgegeben von K. Lang, R. Frey und M. Halmágyi. DM 18,—

32 Örtliche Betäubung: Abdominal-Chirurgie. Von Sir Robert R. Macintosh und R. Bryce-Smith. DM 38,—

33 Planung, Organisation und Einrichtung von Intensivbehandlungseinheiten am Krankenhaus. Herausgegeben von H. W. Opderbecke. DM 34,—

34 Venendruckmessung. Herausgegeben von M. Allgöwer, R. Frey und M. Halmágyi. DM 24,—

35 Die Störungen des Säure-Basen-Haushaltes. Herausgegeben von V. Feurstein. DM 38,—

36 Anaesthesie und Nierenfunktion. Herausgegeben von V. Feurstein. DM 36,—

37 Anaesthesiologie und Kohlenhydratstoffwechsel. Herausgegeben von V. Feurstein. DM 24,—

38 Respiratorbeatmung und Oberflächenspannung in der Lunge. Von H. Benzer. DM 16,—

39 Die nasotracheale Intubation. Von M. Körner. DM 28,—

40 Ketamine. Herausgegeben von H. Kreuscher. DM 36,—

41 Über das Verhalten von Ventilation, Gasaustausch und Kreislauf bei Patienten mit normalem und gestörtem Gasaustausch unter künstlicher Totraumvergrößerung. Von O. Giebel. DM 18,—

42 Der Narkoseapparat. Von P. Schreiber. DM 19,80

43 Die Klinik des Wundstarrkrampfes im Lichte neuzeitlicher Behandlungsmethoden. Von K. Eyrich. DM 20,—

44 Der primäre Volumenersatz mit Ringerlactat. Von A. O. Tetzlaff. DM 18,—

45 Vergiftungen: Erkennung, Verhütung und Behandlung. Herausgegeben von R. Frey, M. Halmágyi, K. Lang und P. Oettel. DM 19,80

46 Veränderungen des Wasser- und Elektrolythaushaltes durch Osmotherapeutika. Von M. Halmágyi. DM 19,80

47 Anaesthesie in extremen Altersklassen. Herausgegeben von K. Hutschenreuter, K. Bihler und P. Fritsche. DM 48,—

48 Intensivtherapie bei Kreislaufversagen. Herausgegeben von S. Effert und K. Wiemers. DM 28,—

49 Intensivtherapie beim akuten Nierenversagen. Herausgegeben von E. Buchborn und O. Heidenreich. DM 24,60

50 Intensivtherapie beim septischen Schock. Herausgegeben von F. W. Ahnefeld und M. Halmágyi. DM 30,—

In Vorbereitung:

51 Prämedikationseffekte auf Bronchialwiderstand und Atmung. Von L. Stöcker.

52 Die Bedeutung der adrenergen Blockade für den haemorrhagischen Schock. Von G. Zierott